Dra. Mónica Susana Chirinos Muñoz

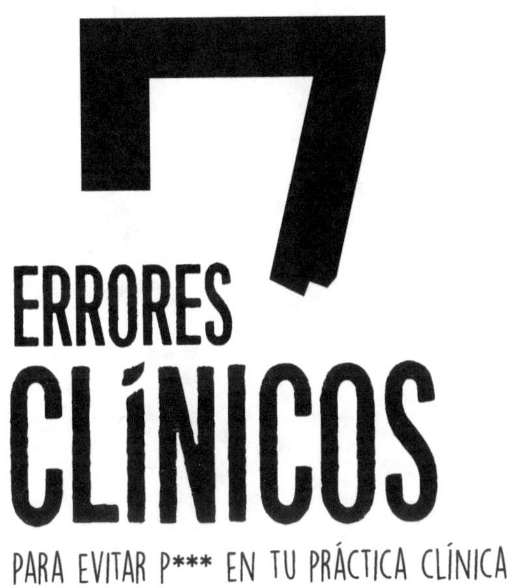

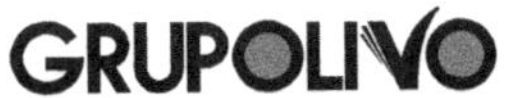

ERRORES CLÍNICOS 7

PARA EVITAR PESADILLAS EN TU PRÁCTICA CLÍNICA

PÁNICO
PELIGROS
PERPLEJIDAD
PERCANCES
PÉRDIDAS
PENA
PESADUMBRES
PREOCUPACIONES
PERTURBACIONES
PROBLEMAS

7 Errores Clínicos
para evitar p en tu práctica clínica.***
Una obra de Mónica Susana Chirinos Muñoz
Edición: Grupo Olivo, c.a., Ciudad Bolívar, Venezuela.

Editor: Dra. María Amaya
Corrección: Jemmy Lee Carvajal
Portada y diagramación: Gretsy Yánez
Ilustración: Kipu Visual Agencia de Diseño.

ISBN: 978-980-7804-32-5
Depósito Legal: BO2024000040

A ti Mathias… por cambiar mi vida.
A mis padres, Papaito y Dr. Salom…
con toda mi nostalgia y amor,
con la fe y la conviccion de que algún día nos
volveremos a encontrar.

A todos los médicos y profesionales
de la salud noveles en su profesión,
para que esta herramienta sea inspiración
y sensibilice a ofrecer siempre
una atención segura.

Primero y sobre todo a Dios, quien me ha dado todo lo que necesito y más. Agradezco sinceramente por la inspiración divina, que sembró en mí la semilla de este libro y guiarme para obedecer ese llamado.

A mis queridos padres, a mi mama, mi papa y mis hermanos, su amor incondicional y apoyo constante han sido mi mayor fortaleza. Gracias por creer en mí y alentarme en cada paso del camino.

Al Dr. Salom, quien no solo ha valorado mi labor profesional, sino que también me ha reconocido y respetado. Su influencia y estímulo fueron fundamentales para impulsarme a escribir estas páginas.

A Gustavo, por su inquebrantable apoyo y su presencia constante en mi vida. Su aliento y ánimo han sido un faro en los momentos oscuros y un motivo de celebración en los momentos de triunfo.

Al Dr. Ezequiel Garcia y al Dr. Freddy Pachano, por su disposicion a leer, aportar y prologar este libro.

A todos aquellos que de una u otra manera contribuyeron a la realización de este proyecto, mi más sincero agradecimiento. Sin su colaboración y aliento, este libro no habría sido posible.

Que este trabajo sea un reflejo de mi gratitud hacia cada uno de ustedes y de mi compromiso continuo con el aprendizaje y el crecimiento personal.

Con profunda gratitud,
Mónica

Querido paciente:

Me dirijo a ti con sinceridad y humildad, reconociendo la importancia que nuestros encuentros sean de comprensión, entendimiento y sabiduría para que juntos logremos rehabilitar tu salud. Como parte del equipo de salud que te atiende, mi objetivo es tu bienestar y cuidado; por eso hoy quiero compartir contigo estas palabras y mis sentimientos más sinceros.

He tenido el privilegio de ser testigo de historias de coraje, esperanza y perseverancia tanto de pacientes como de colegas a lo largo de mi carrera. Tú, como paciente, eres el corazón de nuestra labor y cada interacción contigo nos inspira a dar lo mejor de nosotros mismos.

Sin embargo, también reconozco que, en este viaje hacia la salud y la curación, a veces pueden surgir desafíos y obstáculos inesperados. Estos momentos nos recuerdan que somos humanos, sujetos a errores y limitaciones.

Quiero que sepas que, si alguna vez te has sentido afectado por alguna situación durante tu atención médica, lamento profundamente y pido disculpas por cualquier malestar que hayas experimentado. Mi compromiso contigo va más allá de mi rol como profesional de la salud; es un compromiso lleno de compasión y respeto por tu bienestar.

Confía en que, como parte de un equipo de salud dedicado y apasionado, estamos aquí para ti en cada paso del camino. Nuestro objetivo es brindarte el mejor cuidado posible con compasión, atención y amor.

Permítenos ser tus aliados en esta jornada hacia la salud. Juntos, podemos superar cualquier obstáculo y crear un futuro más brillante y esperanzador.

Con todo mi respeto y cariño.

ÍNDICE

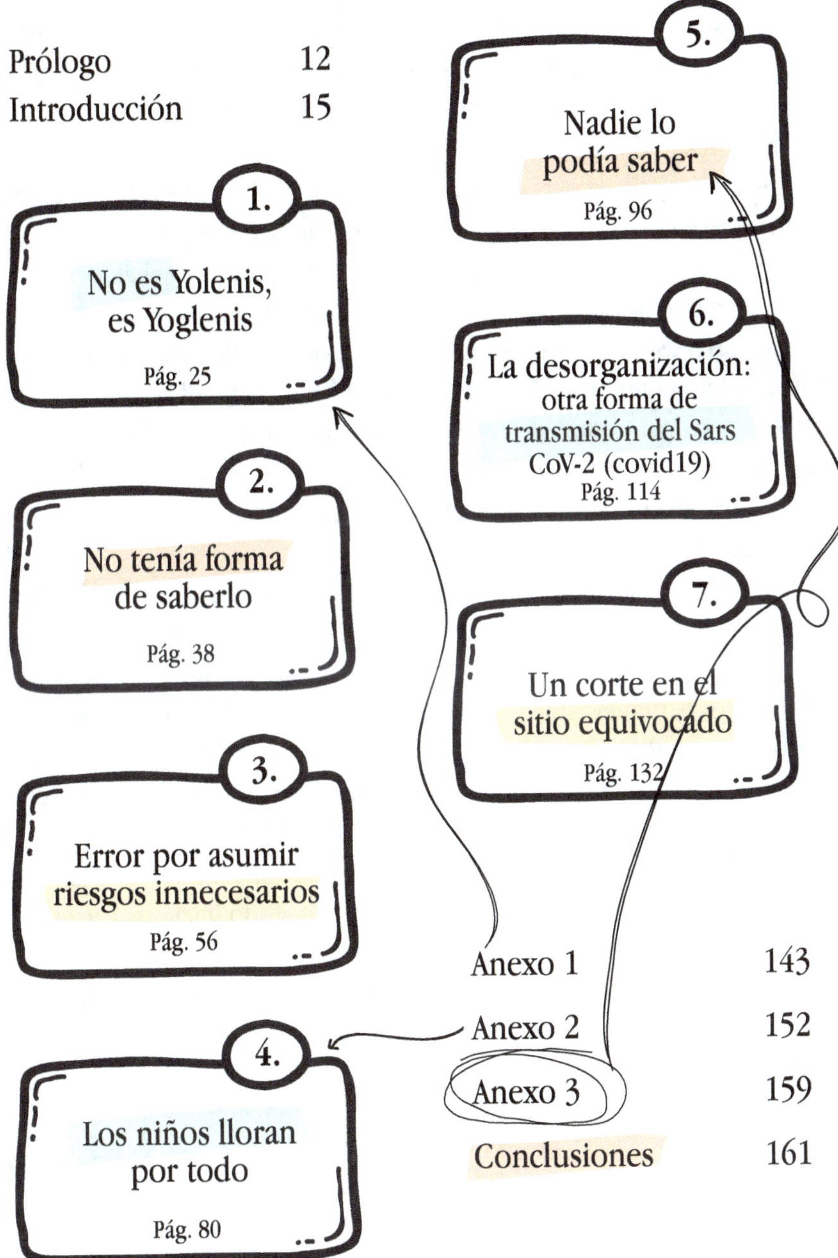

PRÓLOGO

Los protocolos de seguridad del paciente son herramientas importantes dentro de la práctica médica. Éstos permiten mejorar los niveles de atención del enfermo, y minimizar los eventos adversos que pueden producirse en el ejercicio de la profesión.

Este libro: "7 Errores clínicos para evitar pesadillas en tu práctica médica" realizado por la Dra Mónica Chirinos Muñoz, quien es médica experta en el área y formación en salud pública, seguridad del paciente e investigación, reúne en un lenguaje adecuado, sencillo y además práctico, varios de los errores más comunes que pueden ocurrir durante la atención médica. Al leer el texto, como lector, logré involucrarme directamente con los casos narrados, ya que al ser casos reales, que ocurren en las instituciones prestadoras de servicios de salud, de inmediato uno como trabajador se introduce en la realidad cotidiana de nuestros hospitales y en los aspectos que pudieron ocasionar el problema.

La forma como se relatan los casos y se describen las posibles fallas cometidas, a través del modelo del queso suizo, me permitieron como lector comprender cuáles fueron los errores en cada aspecto que pudo haber intervenido, para luego plantear soluciones. Es algo vital, no solo señalar los errores sino plantear soluciones ergonómicas y aplicables. Usar modelos basados en experiencias reales me permitieron imaginar rápidamente el contexto, enfocarme en el problema y desde el inicio en las posibles fallas cometidas. De esta forma pude pensar en las soluciones más factibles y adecuadas. Algo que seguro pudo serme útil cuando inicié mi carrera como médico.

Si bien está basado en casos latinoamericanos, específicamente en Venezuela, las carencias y las fallas son comunes a otros países, y conocer las debilidades permite armar un plan de acción que puede servir a los lectores de todos los países a minimizar al máximo los inevitables errores humanos, muchos de los cuales están intensivamente relacionados con las necesidad y carencias de los centros de salud.

Consider esta obra un gran aporte al personal de salud, tanto al médico como a las otras áreas de la ciencias de la salud, sobre todo en los primeros años del ejercicio profesional, ya que los prepara con mucha didáctica para reconocer, evitar en lo posible y enfrentar los problemas de seguridad del paciente en nuestra región. Sería igualmente importante y de enorme apoyo introducir esta lectura en la formación de los estudiantes de las ciencias de la salud, puesto que los prepara en situaciones concretas y comunes para evitar posibles efectos adversos.

Dr. Freddy Pachano Arenas
Director de la División de Estudios para Graduados de la Facultad de
medicina de la a universidad del Zulia
Profesor Titular de Anatomía Humana y Cirugía Pediátrica
Doctor en ciencias Médicas
Médico Cirujano
Morfólogo
Cirujano Pediatra

PRÓLOGO 2

En el complejo entorno de la atención médica global, la seguridad del paciente es un principio fundamental que no solo afecta la calidad del cuidado, sino también la confianza pública en los sistemas de salud, afectando particularmente a quienes trabajan en él. A pesar de los avances en modelos de cuidado y tecnologías, los eventos adversos y errores médicos pueden ocurrir, subrayando la necesidad crítica de aprender de estas experiencias para mejorar continuamente. Este libro explora cómo los eventos de seguridad del paciente no son solo desafíos, sino oportunidades para el crecimiento y la innovación en la atención médica a partir de casos clínicos.

La literatura especializada destaca la importancia de aprender de los eventos de seguridad del paciente como un vehículo para la mejora continua en la atención médica. Según la Agency for Healthcare Research and Quality (AHRQ), el análisis de eventos adversos permite identificar las causas subyacentes y desarrollar estrategias preventivas efectivas para evitar recurrencias (AHRQ, 2020). Cada incidente proporciona una ventana para detectar fallas en los sistemas, prácticas clínicas deficientes o problemas de comunicación, que pueden abordarse proactivamente para promover un entorno más seguro.

La cultura organizacional también desempeña un papel crucial en la seguridad del paciente. Reason (2000) argumenta que reconocer la inevitabilidad de los errores en sistemas complejos es fundamental para mitigar riesgos y aplicar soluciones preventivas. Integrar el análisis de eventos adversos no solo fortalece la transparencia y la responsabilidad dentro de las instituciones de salud, sino que también capacita al personal para identificar y comunicar problemas potenciales de manera proactiva.

Desde una perspectiva práctica, diversas instituciones han implementado programas exitosos de aprendizaje y mejora a partir de eventos de seguridad del paciente. El Institute for Healthcare Improvement (IHI) y otras organizaciones a nivel global, promueven el uso de herramientas como el análisis de causa raíz y el diseño de sistemas seguros para transformar incidentes en mejoras tangibles en la seguridad del paciente y la calidad del cuidado (IHI, 2021). Estas metodologías no solo ayudan a reducir errores médicos, sino que también optimizan los procesos clínicos y refuerzan la confianza del paciente y del personal en el sistema de salud.

En América Latina, la seguridad del paciente enfrenta desafíos únicos debido a variaciones en recursos, infraestructura y acceso a la atención médica en sus diferentes regiones y países. Aunque se están realizando esfuerzos significativos para mejorar, la región aún enfrenta barreras como la falta de financiamiento adecuado, escasez de personal capacitado y sistemas de salud fragmentados (PAHO, 2021) que afectan la calidad de atención en sus diversos componentes. Estos factores pueden afectar negativamente la calidad del cuidado y aumentar los riesgos de eventos adversos.

Sin embargo, también hay ejemplos de iniciativas prometedoras en la región. En países como Chile y Uruguay, se han implementado programas para fortalecer la seguridad del paciente a través de la capacitación del personal, la estandarización de protocolos y la mejora de la infraestructura hospitalaria (MINSAL Chile, 2020; MSP Uruguay, 2019). Estos esfuerzos han demostrado ser efectivos en la reducción de errores médicos y la mejora de los resultados de salud, basándose en aspectos de aprendizaje a partir de eventos adversos.

La educación juega un papel crucial en este panorama. Para estudiantes de medicina y residentes, comprender los principios de la seguridad del paciente no solo es fundamental para su desarrollo profesional, sino también contribuir a mejorar la seguridad de los pacientes. Los programas de formación deben incluir capacitación específica en identificación y manejo de eventos adversos, comunicación efectiva con pacientes y familiares y trabajo en equipo (WMA, 2019).

Presentar casos clínicos reales en la educación sanitaria es una estrategia efectiva para enseñar estos principios. Los casos permiten a los estudiantes y a profesionales explorar situaciones complejas, entender las decisiones clínicas y éticas involucradas, y reflexionar sobre cómo podrían haberse prevenido o manejado de manera diferente los errores ocurridos. Esta metodología no solo mejora el aprendizaje práctico, sino que también fomenta una cultura de seguridad del paciente y aprendizaje continuo desde el principio de la formación médica.

No solo los médicos, sino también enfermeros, farmacéuticos, técnicos de laboratorio y otros profesionales de la salud desempeñan roles fundamentales en la seguridad del paciente. La colaboración interdisciplinaria es esencial para identificar y abordar problemas desde múltiples perspectivas, mejorando así la coordinación del cuidado y reduciendo errores (IOM, 2000).

Finalmente, la participación activa de los pacientes y sus familias es crucial para mejorar la seguridad del paciente. Involucrar a los pacientes en la toma de decisiones, informarles sobre sus derechos y fomentar la comunicación abierta puede prevenir errores y mejorar la calidad del cuidado recibido (WHO, 2020).

En resumen, aprender de los eventos de seguridad del paciente es fundamental para avanzar hacia una atención médica más segura, efectiva y centrada en el paciente. En América Latina, donde persisten desafíos significativos, las iniciativas para mejorar la seguridad del paciente están ganando impulso, promoviendo prácticas más seguras y sistemas de salud más robustos. Para estudiantes de medicina y otros profesionales de la salud, la educación en seguridad del paciente y el análisis de casos clínicos reales, como lo hace este libro, son herramientas poderosas para desarrollar habilidades críticas y cultivar una cultura de mejora continua desde el inicio de sus carreras.

Felicitaciones Dra. Mónica, por producir una publicación tan valiosa para los sistemas de salud de nuestra región.

Dr. Ezequiel Garcia-Elorrio
@egarciaelorrio
Director del Departamento de Calidad, Seguridad del Paciente
y Gestión Clínica en Instituto de Efectividad Clínica y Sanitaria.
Buenos Aires, Argentina.

INTRODUCCIÓN

Como lector te preguntarás: ¿Por qué escribir un libro sobre errores en el área de la salud?

Yo tenía dos años de graduada para el año 2.003; en aquel entonces estaba terminando la rural para cumplir con el artículo 8 correspondiente a la Ley[1] del ejercicio de la medicina en Venezuela. Para marzo de ese mismo año, me enteré por una gran amiga y colega, de una situación que me impactó mucho y que sucedió en el hospital público más importante del estado donde vivía en aquel entonces. Dos niñas con nombres semejantes fueron confundidas y a una de ellas la sometieron, por error, a intervención quirúrgica cardiovascular.

Esa institución aún sigue siendo referencia a nivel local, porque es un hospital universitario y oferta en su estructura organizativa una gran variedad de especialidades y servicios para el paciente. Todo esto además del gran número de camas que ofrece y su mayor capacidad de respuesta asistencial para atender pacientes referidos de la zona occidental del país.

Recuerdo que cuando supe sobre esa situación que más adelante te voy a contar en detalle, quedé sumamente abrumada, asombrada; también un poco decepcionada y admitiré que hasta asustada. Vino a mi mente la posibilidad de equivocarme con algún paciente, de ocasionar una lesión en vez de curarlo, de ser negligente, lo cual me haría sentir culpable y provocaría mi suspensión inmediata.

Esos pensamientos y preocupaciones me acompañaron durante esos primeros tres años de estudio y durante las clínicas en

---

1 Ministerio del Poder Popular para la Salud. Ley del ejercicio de la Medicina en Venezuela. Venezuela; 1982 p. 3.

hospitales. Jugué muchas veces a saberlo todo y pretender ser héroe ante ese paciente humilde que creía y me confíaba su salud, su cuerpo, su bienestar y al que yo temía decepcionar. También mantenía vivos situaciones y errores que había presenciado y vivido, muchos de los cuales fueron evitables y pensé: "no quiero que esto me pase a mí".

Quince años después de ese evento, los movimientos de la vida, muy inteligentes, me colocaron ante la oportunidad de generar este mensaje —que ojalá llegue a colegas y también a todos los involucrados y responsables en este asunto—, para que se tome verdadera acción y conciencia sobre los riesgos inherentes a la atención en salud. Espero, con esto, aportar mi grano de arena para minimizar los errores, afinar los procesos, hacerlos más seguros y construir de esta forma una conciencia social en seguridad clínica.

Este es el objetivo de este libro: hacer visible una necesidad conocida y a la vez oculta de sensibilizar y promover el despertar de la conciencia, tanto del trabajador de la salud como del paciente o usuario con respecto a su seguridad clínica, atención e identificación de los daños evitables que le suceden a centenares de personas que acuden a los centros de salud cada año en Venezuela y en el mundo.

Son los médicos noveles y estudiantes de las carreras afines a la salud los que tienen una responsabilidad importante con respecto a esto, ya que están más expuestos a equivocaciones que podrían truncar sus carreras. Así mismo, creo que es la generación millennial la que puede generar la chispa del cambio y minimizar estos riesgos gracias a su juventud, entusiasmo y al fácil acceso a la información médica y de seguridad en el trabajo. De esta forma, se puede promover una nueva estructura asistencial, liderada por jóvenes como tú que son más analíticos, críticos de su entorno y sensibilizados sobre estos temas de la seguridad que los envuelve en su ejercicio profesional.

También pretendo con este libro facilitar una estructura de conceptos sobre el riesgo asistencial, el posible miedo a equivocarse y el escepticismo con respecto al planteamiento de tácticas que puedan poner de manifiesto la vulnerabilidad del acto clínico. Los profesionales de la salud debemos interiorizar que existen múltiples formas y medios de realizar una práctica segura y que esta información, leída a tiempo, puede otorgar un gran valor práctico durante tu actividad asistencial.

Principios como la honestidad, la sinceridad, la amabilidad y la humanidad deben fomentarse durante la experiencia universitaria, como premisa de lo técnico. El paciente acude al servicio asistencial, buscando la esperanza en nosotros, en ti, y todo el acto médico se resume en esa palabra. No lo desperdicies en creencias falsas y en jugar a que solo el conocimiento lo tenemos los médicos cuando, en la actualidad, el internet le ha abierto las puertas de la ciencia a todos por igual.

Bajo esta premisa todos debemos actuar como catalizadores y filtros de esa información y asumir, de una vez por todas, el rol de comunicadores que promueven la participación activa del paciente en su proceso de atención y en su derecho a decidir.

Recuerda que nosotros sólo somos un vehículo para que el paciente logre un resultado favorable sobre su salud y eso tiene una alta probabilidad de alcanzarse con una comunicación efectiva. Es vital para el médico convertir al paciente en su gran aliado; algo que, en realidad, no es una tarea tan difícil como parece; sin embargo, el ego puede que no te permita reconocerlo y desestimes la valiosa ayuda que sólo el paciente te puede brindar.

Este nivel de consciencia a muchos profesionales de la salud los puede atemorizar por miedo a ser vulnerables, pero los miedos también promueven la autosuperación y autoevaluación de lo que hacemos. Por eso mismo, el miedo que sentí hace veinte años, hoy lo observo como una oportunidad para transmitir mi experiencia, reconocimiento y rectificación. En verdad, valió la pena esperar.

El título surge de la forma cómo se analiza detalladamente la estructura de los eventos adversos, descritos en cada uno de los casos presentados, con el objetivo de facilitarte el reconocimiento de los factores influyentes de la ocurrencia del error y el daño como consecuencia. Mira todo esto con ojos de comprensión y compasión y te invito a reconocer que la atención sanitaria, como cualquier otra actividad laboral donde se desempeña el ser humano, es susceptible a errores y, por tanto, existe la posibilidad de ocasionar daños al usuario sin intención.

Cada uno; desde el paciente que es el principal receptor de los daños provocados por el error, hasta los integrantes del equipo actuante dentro de una institución sanitaria, se convierten en víctimas en algún grado. El doctor Charles Denham[2] habló sobre este tema en un artículo en los siguientes términos: "...la primera víctima es el paciente y sus familiares que sufrieron un daño. La segunda víctima es el profesional de la salud involucrado, en conjunto con los cuidadores u otros profesionales de la salud. La tercera víctima es la organización de atención médica, que sostiene este complejo conglomerado de situaciones y víctimas".

Yo propongo una nueva secuencia de afectados y diferente a la ya mencionada, que describe cinco tipos de víctimas. Tal clasificación la enfoqué bajo la visión de la atención centrada en la persona que, considero, va a permitir ampliar la visión de toda la situación, haciéndola más humana en cuanto a los riesgos, posibles errores y sus consecuencias en las cuales estamos inmersos todos los individuos que ejercemos la práctica clínica-asistencial, y es la siguiente:

La primera víctima es el paciente que sufre la lesión física, psicológica, emocional y social. Esta primera víctima es única e inigualable, los daños físicos y emocionales los siente y ocurren sólo en esta persona y en nadie más. Es con quién tenemos la oportunidad desafortunada de aprender y desaprender de nuestros errores y quien nos da la posibilidad de ser mejores personas. Muchas veces son tan nobles ante los errores cometidos que no se dan cuenta, no lo saben o no son conscientes, y nosotros lo callamos.

---

2 Denham, C. Trust: The 5 Rights of the Second Victim.

La segunda víctima es el trabajador de la salud que ocasionó en primera línea el error y que derivó en daño. Él o ella lo vive desde su miedo al rechazo, su conciencia, el señalamiento profesional, la vergüenza de haber cometido un error que posiblemente pudo evitarse y desde la lesión a sus valores y principios éticos como profesional de la salud.

Las terceras víctimas son los familiares del paciente en quienes prevalece la emocionalidad de conmoverse por lo sucedido con su familiar. Posiblemente lo vivan con un profundo dolor de no poder hacer nada, con mucha tristeza, impotencia y rabia contra el sistema de salud en el que confiaron y que incumplió sus expectativas. Esto les provoca una profunda herida psicológica, social y económica.

La cuarta víctima es el equipo de trabajo que, junto con el profesional involucrado directamente, viven el error, aunque de otra forma menos directa. Aun así, también padecen sentimientos como el miedo, la autodefensa y la culpa, porque saben que posiblemente su intervención pudo haber modificado el curso de los eventos; incluida la acusación, el juicio y la solidaridad, en otros casos.

La quinta víctima es la institución que sufre y asume la responsabilidad de un sistema que no protegió a las víctimas, que arriesga y asume el desprestigio social y organizacional. Además, padece una situación económica desfavorable por asumir los costes económicos, quizás por el resto de la vida del paciente afectado.

El origen del error en salud germina de la idea de que los sistemas sanitarios son complejos en sus procesos asistenciales y, en consecuencia, lo profundo y extenso que implica la prestación del servicio o la práctica asistencial. Todo esto es producto del progreso científico y por supuesto de la vulnerabilidad del paciente, cuyos riesgos se incrementan con el uso de las nuevas tecnologías.

Aunado a esto, el quehacer diario del profesional de la salud es realmente complejo y demandante, pues como personal sanitario estarás sometido a circunstancias sociales, económicas, psicológicas, institucionales, personales y culturales que rodearán tu desempeño profesional. Son estos factores los que pueden aumentar la posibilidad de errores y eventos adversos que ocasionarían daños leves, graves o permanentes, como la muerte de los pacientes que trates[3].

La historia de la medicina ha mostrado su lado falible a lo largo de los años; pero, en 1.999, la publicación del informe *To err is human*[4] generó lo que yo llamo un boom clínico-social, ya que expuso la falta de garantías y seguridad que tenían los pacientes dentro de las instituciones de salud en los Estados Unidos. Describió la cifras de errores por año en los hospitales de los Estados Unidos, documentó que ocurren entre 44.000 y 98.000 muertes prevenibles anualmente por fallos en la seguridad del paciente e hizo referencia sobre esta cifra, comparándola con él equivale a que se estrellen tres aviones Jumbo cada dos días con la muerte de todos sus ocupantes.

Posterior a esta publicación, en Europa y otros continentes surgió una ola de curiosidad y necesidad de conocer qué era lo que realmente estaba sucediendo en sus centros de salud, cuyos propósitos fueron generar propuestas para mejorar la calidad en la atención, disminuir demandas y ser más competitivos. Desde entonces se han desarrollado e implementado intervenciones altamente eficaces, relacionadas a las infecciones adquiridas en los hospitales y la seguridad de los medicamentos, aunque el impacto de estas intervenciones viene dado por su implementación y aplicación inconsistente.

Finalmente en el año 2.004 la Organización Mundial de la Salud (OMS), preocupada por el impacto sanitario, económico y social que representaron los fallos en salud, consideró la situación como un grave problema de salud pública mundial y creó la

---

3 Chirinos M. La seguridad del paciente, ante todo. In: Universidad del Zulia., editor. Haciendo ciencia, construimos futuro. Ediciones Astro Data S.A; 2AD.
4 Kohn LT, Corrigan JM, Donaldson MS. To Err is Human. To Err Is Human: Building a Safer Health System. 2000

Alianza Mundial por la Seguridad del Paciente. Su finalidad es promover esfuerzos conjuntos mundiales, encaminados a mejorar la seguridad de la atención de los pacientes de todos los estados miembros de la OMS, fomentando la investigación como uno de los elementos esenciales para fortalecer esta área.

Algunos datos alarmantes sobre los fallos de la seguridad del paciente explican que en los países de altos ingresos hasta 1 de cada 10 pacientes sufre daños mientras recibe atención hospitalaria y el 50% puede prevenirse. Además, en hospitales de países de ingresos bajos y medianos se producen cada año 134 millones de eventos adversos por falta de seguridad en la atención recibida. Otros datos[5] fueron que los eventos adversos ocurrieron por falta de seguridad en la atención y que son, probablemente, 1 de las 10 causas principales de muerte y discapacidad en el mundo.

Sobre las historias contadas en este libro, todas son hechos de la vida real, sólo he modificado los nombres de las personas y las instituciones involucradas para respetar su privacidad y evitar posibles conflictos. Algunas de estas situaciones fueron contadas directamente por quienes estuvieron allí como protagonista del evento y otras fueron parte de arduas investigaciones en las que se entrevistaron de forma exhaustiva a quienes vivieron o conocieron sobre el error.

Para la disección anatómica de cada error estudiado en este libro, utilicé una dimensión sencilla; de esta manera, la dinámica se hará funcional, operativa y práctica. Así podrás reconocer los factores que provocaron el error y estar pendiente para que no te sucedan a ti.

Esto lo lograremos haciendo uso del modelo del queso suizo propuesto por el psicólogo James Reason[6], que postula que el error forma parte del ser humano, por lo tanto, la posibilidad de

5 World Health Organization (WHO). 10 datos sobre la seguridad del paciente. [Internet]. 2019 [cited 2021 Feb 22]. Available from: https://www.who.int/features/factfiles/patient_safety/es/

6 Reason J. Human error: models and management. BMJ. 2000 Mar 18;320(7237):768-70. doi: 10.1136/bmj.320.7237.768. PMID: 10720363; PMCID: PMC1117770

errar siempre estará presente. Él recomienda, en este sentido, que analizar el error es muy importante y que, a su vez, se deben tener presente todas las causas subyacentes, así como también la causa raíz que hace posible el error o que influya a que suceda.

Basado en este planteamiento, es posible transformar el ambiente en el que tú by tu equipo actúan y se desenvuelven, haciéndolo más seguro con diseños de sistemas y métodos que minimicen la posibilidad de ocurrencia de los errores. Evitarían entonces que estos pasen las múltiples e incompletas capas del diseño de protección del sistema, haciendo la semejanza a un trozo de queso suizo que se corta en rebanadas y cuyos agujeros serían las situaciones vulnerables o procesos incompletos en el diseño del sistema de salud.

El análisis lo llevó a cabo observando seis instancias del diseño del sistema sanitario que representan las "rebanadas del queso suizo" y que se distinguen de la siguiente manera:

- Factores organizacionales e institucionales.
- Factores vinculados al entorno del paciente y trabajadores sanitarios.
- Factores asociados a las competencias de los profesionales de la salud.
- Factores relacionados a la coordinación y comunicación del equipo de trabajo.
- Factores vinculados al paciente y sus familias.
- Factores vinculados a la actuación de la institución y el equipo de trabajo ante la presencia de un evento adverso u error.

Los procesos y sistemas de un hospital precisan en todo instante adecuarse a la prevención de la ocurrencia de los errores. Los gestores y líderes de la organización deben propiciar y promover un clima de seguridad para pacientes y personal sanitario en general; por ello, el uso de este modelo para poder mostrarles de una forma más esquemática y didáctica cómo sucedieron estos errores es tan importante.

Retomo ahora la pregunta inicial que te hice: ¿Por qué escribir un libro sobre errores en el área de la salud? A lo largo de esta breve introducción te he mostrado la respuesta y las evidencias, pero lo que deseo y espero es que la lectura de cada uno de los casos te deje alguna enseñanza, pero, sobre todo, te sensibilice en el riesgo y hagas parte de ti la idea de la posibilidad de hacer daño "sin intención" al paciente. Por esta razón, siempre debes buscar y tener a la mano las herramientas para actuar de forma segura y contribuir contigo, con la institución, el paciente y la familia a hacer de la atención en salud más blindada de riesgos.

CAPÍTULO

UNO

En la medicina, **verificar la identidad** del paciente es el primer paso hacia la seguridad y el cuidado preciso, porque cada nombre guarda una historia de vida que merece protección.

Dra. Mónica Susana Chirinos Muñoz

NO ES YOLENIS, ES YOGLENIS

Todo el personal del área quedó en shock al darse cuenta de que estaban realizando una operación de corazón abierto a la niña equivocada.

Ese 16 de marzo, en el marco de la jornada médico quirúrgica del Hospital Universitario, fueron convocados pacientes de todo el país que ameritaban una intervención quirúrgica planificada dentro de diferentes programas como: el Servicio de Cirugía Cardiovascular, "Mi niñez feliz" del Servicio de Otorrinolaringología, operaciones para cardiopatías adquiridas y congénitas, patologías neuroquirúrgicas, cirugía general y esterilizaciones; entre otras.

CASO 1

Para ese día fueron citados veinte pacientes con sus respectivos acompañantes por cada programa: el promedio era de 80 a 100 personas presentes en el hospital desde las 5:00 a.m., adicionales a los pacientes de los otros servicios hospitalarios que requerían cirugías electivas.

El perfecto caldo de cultivo para el caos, donde los trasnochos, la fatiga y el estrés estaban presentes.

Aproximadamente a las 10:23 a.m., la enfermera circulante Claudia Nazoa, perteneciente al equipo de cirugía cardiovascular, llamó desde la puerta del pabellón a la paciente Yoglenis González de siete años de edad para prepararla para su intervención quirúrgica de conducto arterioso persistente. Una señora respondió agitada al llamado, diciendo ser la madre de la niña. La enfermera hizo pasar inmediatamente a la paciente al área prequirúrgica y continuó con su rutina.

Pasados cuarenta minutos, apareció la doctora Jimena Rodríguez, otorrinolaringóloga, que se detuvo frente a la puerta del pabellón quirúrgico y llamó a **Yolenis García,** también de siete años de edad, con la intención de iniciar su preparación para su amigdalectomía, debido a una amigdalitis persistente. Sorprendida, su mamá le preguntó a la doctora por su hija y seguidamente le comento, con lenguaje rápido lleno de urgencia, que la niña tenía casi una hora dentro del quirófano.

Se comenzó a sospechar a partir de allí de la posible confusión de identidad de pacientes. Inició la corroboración a partir del interrogatorio de los familiares e historias clínicas y al confirmarse la sospecha, corrieron a advertir al equipo del servicio de cirugía cardiovascular sobre el evento.

Inmediatamente, la coordinadora de enfermería convocó a los coordinadores de pabellón, al coordinador del postgrado de cirugía cardiovascular y al coordinador del servicio; entre todos decidieron que ella y la Dra. Rodríguez debían ingresar al área quirúrgica para detener transitoriamente la operación cardiovascular.

El anestesiólogo, sorprendido en ese momento, cotejó por primera vez los datos de la paciente con las respectivas historias clínicas y validó el evento adverso ocasionado por su fallo de identificación de la paciente a intervenir.

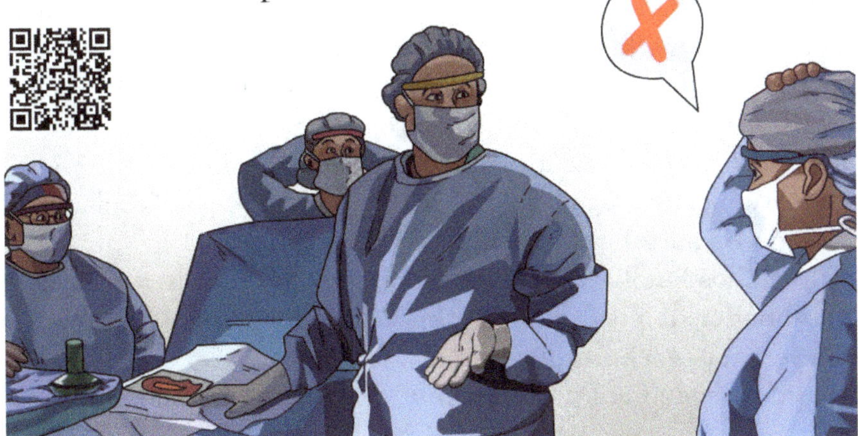

Ficha de la identificación de las pacientes

Yolenis García, hija de padres de la etnia Wayuu, venía padeciendo de amigdalitis crónica estreptocócica hacía un par de años atrás; por dicho motivo, el médico tratante del área de otorrinolaringología tomó la opción terapéutica quirúrgica.

Yoglenis González, también hija de padres Wayuu, obtuvo diagnóstico de conducto arterial persistente en la consulta de cardiología y el médico tratante indicó que el tratamiento era quirúrgico; por ese motivo, se inició el proceso de preparación preoperatoria para incluirla en la lista quirúrgica del servicio de cirugía cardiovascular.

Ante la noticia del evento adverso en el que se estaba operando del corazón a la niña equivocada, el Dr. Morales, cirujano residente de cuarto año del postgrado de cirugía cardiovascular, que en ese momento era el cirujano principal de la operación, afirmó en pleno acto quirurgico que la niña padecía también un conducto arterioso persistente. Solicitó, inmediatamente, la validación de la patología a su coordinador de postgrado, quién verificó y afirmó que la anormalidad anatómica estaba presente; por lo tanto, indicó al cirujano que culminara el procedimiento quirúrgico.

La coordinadora de enfermería solicitó, mientras tanto, una reunión con los familiares de la niña Yolenis García, que esperaban fuera de quirófano, y los hicieron pasar hasta la oficina del área quirúrgica. También estuvieron presentes: el coordinador del posgrado de cirugía cardiovascular, el adjunto del servicio, la otorrinolaringóloga que procedió a interrogar a la familia y les informaron a los familiares del evento adverso.

Entre los familiares hubo gran conmoción ante la noticia y el coordinador de postgrado de cirugía cardiovascular les informó que se había encontrado, también, la anomalía del conducto arterioso persistente. Por ese motivo, se continuó la intervención y prometió mantenerlos informados y solucionar posteriormente la cirugía de amigdalectomía; sin embargo, los familiares de la paciente denunciaron la situación a las autoridades.

Por otra parte, la coordinadora de enfermería solicitó una reunión con los familiares de Yoglenis González, en conjunto con el coordinador del postgrado de cirugía cardiovascular y el adjunto de guardia, y validaron en ese momento el nombre en la historia clínica con los respectivos informes que portaban los familiares de la paciente. Se les informó la confusión de los nombres de las pacientes y el evento adverso cometido con la otra niña.

Los días posteriores a esta situación fueron de mucho caos y desconcierto; se solicitaron declaraciones a todo el equipo que había participado en la intervención, coordinadores y director del hospital por parte de más autoridades. Se armó el caso para determinar la responsabilidad de los hechos; aunque si bien estos cuerpos policiales suelen ser exhaustivos en esclarecer: ¿qué pasó?, el por qué debe ser siempre del interés de la organización que vivió este hecho, a fin de perfeccionar procesos de seguridad institucional.

Afortunadamente, la paciente Yolenis García salió muy bien de la intervención del cierre del conducto arterioso persistente, evolucionó satisfactoriamente y a los siete días de recuperación se le practicó la segunda intervención de amigdalectomía de la cual también se recuperó rápido.

Esta es la anécdota que te había prometido, ahora cuéntame: ¿conoces algún incidente en tu práctica clínica que haya resultado en daño por confusión de nombres o de identidad?

Cuéntame aquí.

Disección del caso

Ahora vamos a analizar lo que sucedió con exhaustividad en este caso, cuyas pacientes tenían datos personales semejantes y se les infringió su seguridad en un centro de salud, cuyas defensas fueron vulneradas. El planteamiento del error lo voy a analizar tomando en cuenta el modelo del queso suizo propuesto por el psicólogo James Reason[7,] como mencioné al principio del libro. En este sentido, es muy importante tener presente todos los fallos que influyeron en los procesos que se van desarrollando; así como también, la causa raíz que hace posible que surja el error, además de las actuaciones circunstanciales del personal que influye en la ocurrencia de estos fallos con la consecuente cadena de eventos que materializan el error.

Tal como se describe a continuación y se muestra en el gráfico, el modelo del queso suizo plantea las rebanadas como las barreras que fueron vulneradas a través de la alineación de fallos del sistema y que se distinguen de la siguiente manera:

○ **Factores organizacionales e institucionales:**

Estas representan las actuaciones de la gerencia del hospital involucrado, como fueron los fallos en la organización de la jornada asistencial, los fallos en generar instrucciones y reglamentos dirigidos al personal; así como los descuidos que hubo a la hora del manejo de la situación una vez que se presenta el evento adverso.

○ **Factores vinculados al entorno del paciente y trabajadores sanitarios:**

Las pautas de seguridad en los procesos asistenciales se obviaron en un clima lleno estrés y ansiedad, tanto del personal como de los familiares de los pacientes.

---

7 Reason J. Human error: models and management. BMJ. 2000 Mar 18;320(7237):768-70. doi: 10.1136/bmj.320.7237.768. PMID: 10720363; PMCID: PMC1117770

○ **Factores asociados a las competencias de los profesionales de la salud:**

El personal no realizó las evaluaciones clínicas exhaustivas de las pacientes involucradas y no aseguró su debida identificación en un clima laboral demandante y confuso.

○ **Factores relacionados a la coordinación y comunicación del equipo de trabajo:**

La comunicación y la verificación de información entre el equipo de trabajo, los pacientes y sus familiares fue deficiente y todo esto se alineó para generar el error.

○ **Factores vinculados al paciente y sus familia:**

El entorno desordenado y lleno de estrés no les permitió actuar de manera diferente, convirtiéndose en víctimas de la situación.

○ **Factores vinculados a la actuación de la institución y el equipo de trabajo:**

En este caso, se refiere a la respuesta y reacción del personal quirúrgico de continuar con la intervención en la niña equivocada, porque también tenía un conducto arterioso persistente; además del reconocimiento del error por parte del personal sanitario ante los familiares, asumiendo la responsabilidad de lo ocurrido. Según mi perspectiva, estas actuaciones favorecieron a los profesionales de la salud a la hora de afrontar el suceso centinela.

Ahora, te presento a continuación de forma gráfica las defensas del sistema de salud que fueron vulneradas en este caso y los fallos desencadenantes del evento adverso, utilizando el modelo[8] del queso suizo.

---

8 Reason J. Human error: models and management. BMJ. 2000;320:768–70. doi: 10.1136/bmj.320.7237.768.

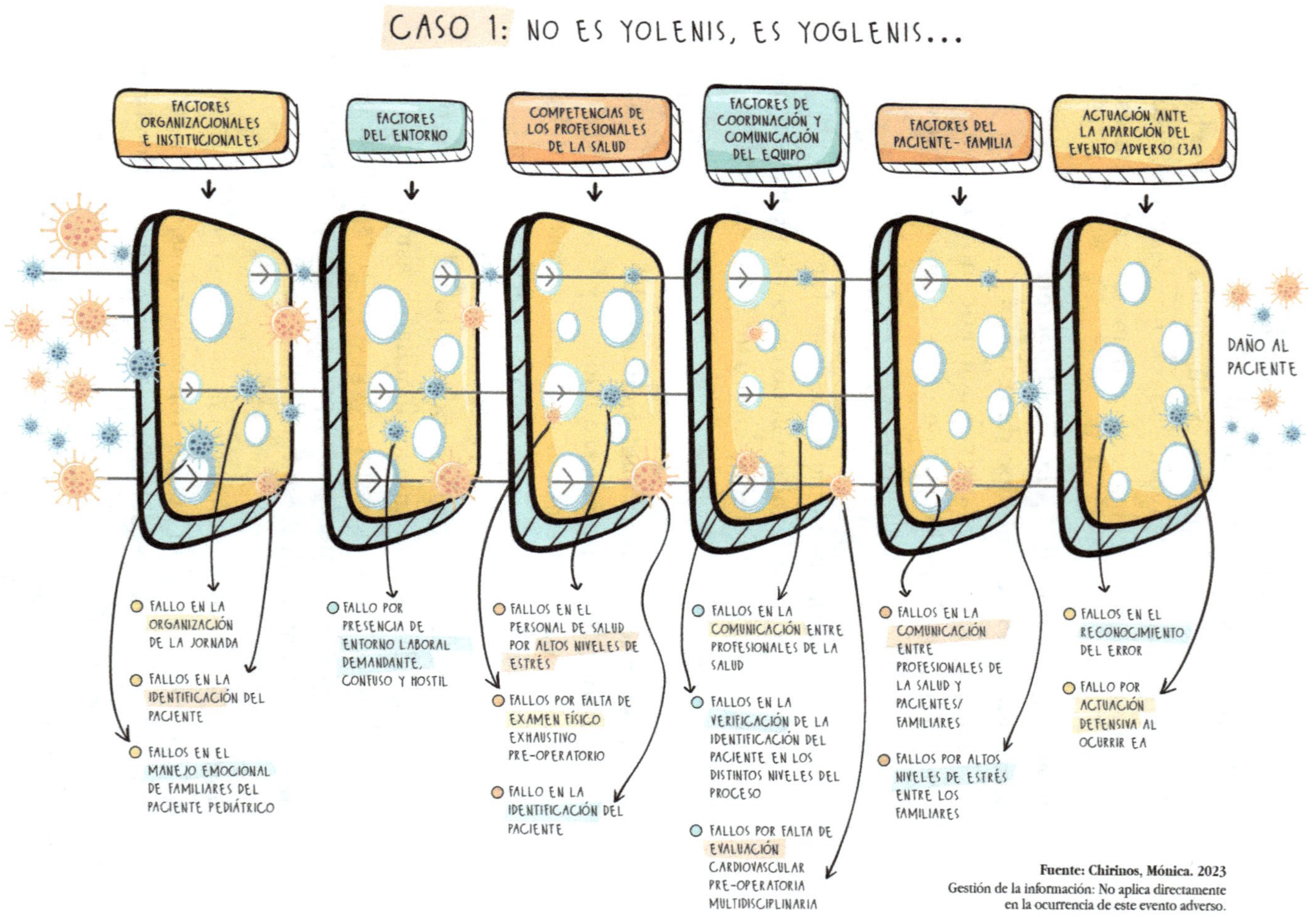

Fuente: Chirinos, Mónica. 2023
Gestión de la información: No aplica directamente en la ocurrencia de este evento adverso.

Recomendaciones

Casos como este, en los cuales los pacientes tienen datos personales semejantes, son útiles para determinar fallos latentes en el diseño del sistema. Es necesario estar atentos a esas mini fugas que tienen los sistemas en los cuales realizamos nuestra práctica clínica a fin de corregirlos oportunamente. Un sistema creado sin visión del riesgo genera acciones inseguras que invalidan la integridad y seguridad del paciente y del personal de salud; esto facilita la ocurrencia de errores y, en consecuencia, los eventos adversos. Si el sistema se diseña blindado, responderá de manera segura y eficiente. Te invito a revisar el anexo 1 para más información del tema.

Cuando busques emprender en tu práctica clínica y valores la importancia de ofrecer calidad en el servicio de salud, es importante que realices un diseño de un sistema de servicio sanitario efectivo. Para ello debes tomar en cuenta cuatro características básicas:

- Los sistemas son falibles, pueden fallar.
- Pueden tener fugas o fallos latentes.
- Los fallos latentes están a la espera para activarse y volverse errores.
- Cuando estas fugas se alinean crean el error.

Los gerentes, así como los médicos o profesionales de la salud en su práctica asistencial, deben adoptar una actitud proactiva ante la presencia de los riesgos, orientada al uso de metodologías que permitan identificar los problemas y las causas que los originan. Todo esto con el fin de desarrollar estrategias que los prevengan o que reduzcan su recurrencia[9].

9 Reason J. Human error: models and management. BMJ. 2000;320:768–70. doi: 10.1136/bmj.320.7237.768.

Por ello, es muy importante que conozcas que los sistemas de salud y sus organizaciones junto con sus procesos deben plantear barreras o defensas en su funcionamiento, siendo esta una forma de blindar las situaciones inseguras[10].

De acuerdo a las entrevistas que realicé en el hospital involucrado en este suceso centinela, recogí algunas de las recomendaciones acordadas con las autoridades del centro y otras surgieron de mi análisis. La primera de ellas es mejorar el proceso de identificación del paciente con el uso sistemático de brazaletes de identificación. El brazalete o pulsera identificativa como herramienta eficaz en este proceso debe ser colocado por una persona previamente capacitada en el registro de la información y verificación de la identidad del paciente. También es su deber informar al paciente y acompañante lo referente a la utilidad e importancia de cuidarla, mantenerla y mostrarla cuando se le solicite su verificación, debido a que los errores de identificación se producen en cualquier etapa del proceso asistencial de atención a los pacientes:

- Durante el ingreso/registro, elaboración de la historia clínica, etc.
- Durante la hospitalización/administración de tratamientos, elaboración de estudios de laboratorio, realización de imágenes, referencias a otros servicios asistenciales, etc.
- Durante el alta/egreso/referencias o derivaciones, contra-referencias y prescripción electrónica.

---

10 Chirinos M. La seguridad del paciente, ante todo. Universidad del Zulia., editor. Haciendo ciencia, construimos futuro. 2019;9(2).

En este sentido, el Instituto de Investigación de Atención de Emergencia (ECRI, por sus siglas en inglés ECRI), determinó que de 7.613 errores de identificación del paciente durante un periodo de treinta y dos meses, la identificación física incorrecta de los pacientes supuso alrededor del 15% de los errores de identificación; la mayoría provocados por la pérdida de la pulsera identificativa, por pulseras identificativas incorrectas o por no haber verificado la identidad del paciente.

También recomendé a la gerencia hospitalaria y te recomiendo a ti, profesional de la salud como gerente propio de su consulta privada, que se comprometan a difundir la identificación inequívoca del paciente, como una práctica asistencial prioritaria. El establecimiento de un protocolo de identificación inequívoca del paciente y su correcta difusión e implementación es de vital importancia para garantizar los procesos de seguridad del paciente, debido a que se atendería de manera pertinente las intervenciones clínicas correspondientes del paciente. Así se transmitiría de forma precisa y fiable la información durante la atención sanitaria continuada.

Existen otras herramientas que se han certificado por ser estratégicas en la identificación inequívoca del paciente que puedes tener en cuenta:

- La historia clínica electrónica.
- Sistemas electrónicos de registrosde entrada.
- Lectores de códigos de barras con brazaletes
  o pulseras identificativas.
- Monitores fisiológicos, entre otros.

Por otro lado, recomiendo que las valoraciones cardiovasculares pediátricas preoperatorias sean realizadas por un equipo multidisciplinario. Esta sugerencia fue establecida por la junta hospitalaria de la institución involucrada en el evento adverso descrito en este caso, conscientes de que la evaluación cardiovascular es un componente fundamental del control integral de salud y su objetivo es detectar signos y síntomas asociados a cardiopatías congénitas y adquiridas.

Se debe contar con que el anestesista de evaluación preoperatoria sea hábil en la evaluación, la gestión y en la comunicación con el paciente y el cirujano responsable del caso. También es importante que la evaluación cardiovascular preoperatoria para pacientes pediátricos sea una tarea integrada por todos los profesionales involucrados, comenzando por el pediatra de cabecera o quien asuma dicha función con el paciente implicado. Por lo tanto, en esta evaluación deben participar los siguientes expertos:

- El pediatra de cabecera del niño, en la coordinación de la evaluación clínica pre-anestésica.
- El anestesiólogo que atiende en la institución donde se va a realizar la intervención quirúrgica.
- El cirujano pediatra que con su valoración, reafirma lo establecido por ambos profesionales.

El desarrollo de estas reuniones multidisciplinarias las considero valiosas en aprendizaje, pues ayudan a los consultores anestesistas a identificar y manejar casos de alto riesgo, particularmente cuando se planifica la cirugía.

Finalmente, sugiero el manejo apropiado del evento adverso (EA) que es fundamental para el personal sanitario involucrado y las autoridades de la institución. Un mal manejo del EA trae como secuelas que todo el sistema y sus participantes pierdan credibilidad, confianza y proyección ante la comunidad a la que sirven; pues ellos pueden interpretar que la ausencia de información clara por parte de las autoridades ante el error no es tomada como un aprendizaje con el fin de corregir el riesgo, sino como algo sin importancia y seguirán sucediendo los errores. La institución involucrada se convierte entonces en un centro asistencial inseguro por el mal manejo del EA.

El paciente solo debe sufrir las consecuencias de su propia enfermedad.

¿Crees que faltó alguna recomendación?, ¿qué opinas y cuál sería tu sugerencia?

Aquí dejo información de email o facebook donde se discute el contenido del libro.

DOS

En salud, la humildad de reconocer nuestras limitaciones y la valentía de buscar ayuda cuando no tenemos respuestas, son actos de amor hacia quienes confían en nosotros.

Dra. Mónica Susana Chirinos Muñoz

NO TENÍA FORMA DE SABERLO

La doctora Sara, la enfermera y la madre quedaron impactadas cuando vieron que el bebé había muerto.

Preámbulo del caso: ¿quién es la doctora Sara?

Es una médico recién graduada, con muchos miedos y con pocas herramientas para enfrentarlos, así como la mayoría de los médicos que egresan de las escuelas de medicina e ingresan inmediatamente al campo laboral. Les toca asumir, en muchos casos, responsabilidades como **CASO 2** coordinadores de centros de salud rurales para cumplir el año rural exigido por la Ley del Ejercicio de la Medicina en Venezuela, pero eso no le restó emoción al día en que ella llegó al ambulatorio rural Caripe.

El lugar era acogedor, bonito, de hecho, con bastante naturaleza a su alrededor y tenía vías de comunicación, aunque un poco precarias, y su ubicación geográfica estaba lejos de la ciudad. El ambulatorio estaba bien dotado de materiales, equipos e insumos, ya que era parte de un programa de equipamiento del banco mundial.

Sara ya tenía experiencia clínica por haber trabajado varios meses en el Hospital General Municipal; sin embargo, no no valió como equivalencia al año rural que necesitaba para obtener las credenciales y poder ejercer la profesión libremente, según las leyes de Venezuela. De esa experiencia tuvo muchos aprendizajes exitosos, pero también de apuros, errores y desaciertos,

como fue el caso de una paciente que solicitó la colocación de una T de cobre[11] como método anticonceptivo.

La poca experiencia que tenía no la ayudó con el caso, porque no había recibido capacitación para colocar este aparato dentro del útero. Ante la duda y debido a la importancia que esto representaba, ya que la mujer había decidido cuidarse para evitar algún embarazo no deseado, Sara consideró algo que muchos en su lugar no piensan: ir a un hospital más grande que quedaba a unos cuarenta minutos con la intención de pedir ayuda.

Dejó atrás la pena y las inseguridades y se presentó en el consultorio de planificación familiar. Luego de identificarse como médica del ambulatorio rural, solicitó que el médico del servicio le brindara el entrenamiento para colocar correctamente el dispositivo intrauterino (DIU). A pesar de las ocupaciones del médico, hizo un espacio para entrenar a la joven médico con una paciente que justamente esa tarde se iba a colocar una T de cobre.

El procedimiento duraba unos diez minutos, tiempo en el cual Sara se aseguró de observar todo con atención y expectativa. Cada movimiento y cada actuación del doctor lo registró al detalle. Finalizada la colocación, le agradeció la oportunidad y se retiró con la satisfacción de haber hecho lo correcto y se sintió más segura para llevar a cabo el procedimiento por su cuenta.

Posteriormente, la doctora citó a la paciente para colocarle el dispositivo. Todo fluyó perfectamente y sin novedades; una experiencia valiosa sin lugar a dudas, pues aprendió que ante la duda lo mejor siempre es consultar a un colega con mayor experiencia. Al final de esa consulta, le indicó a la paciente un ecograma pélvico para confirmar que la posición del DIU era la correcta. Días después la paciente trajo el ecograma y para tranquilidad de Sara, el dispositivo estaba correctamente colocado.

---

11 La T de cobre es un tipo de dispositivo intrauterino (DIU) y se trata de un método temporal de anticoncepción que se inserta dentro del útero, para evitar embarazos.

El caso

El fin de semana encontró a la doctora sola en el ambulatorio; ya que su colega, con quien compartía semanalmente el trabajo clínico, estaba en casa. Ese sábado fue tranquilo y los pacientes que llegaron, Sara los atendió sin contratiempos.

Todo cambió en la noche.

Llegó al ambulatorio una embarazada de aproximadamente unos veinte años de edad, la cual indicaba que tenía dolores de parto. La enfermera la atendió y le realizó tacto vaginal, detectando que estaba bastante adelantado su trabajo de parto: estaba casi completa su dilatación, lista para el período expulsivo. Esta fase del trabajo de parto, también llamado período de pujar, termina con el nacimiento del bebé que sale por el canal de parto gracias a las contracciones uterinas. El inicio del expulsivo se define como el momento en que se constata que la mujer está en dilatación completa o cuando la cabeza del feto es visible. Se habla de diez centímetros, porque eso es, aproximadamente, lo que mide el diámetro de la cabeza del feto de una oreja a otra; esta es la cifra aproximada que obtienen los obstetras cuando hacen una ecografía y miden el diámetro biparietal (DBP). Sólo hay una manera para saber con certeza que una mujer ha alcanzado dicha dilatación completa y que la fase del expulsivo ha comenzado y es a través de un tacto vaginal que confirma que la cabeza del feto ha pasado el cuello del útero e inicia su descenso por la pelvis.

La enfermera la llevó a la sala de parto, la ubicó, preparó todo para atenderla y luego procedió a llamar a Sara que se apresuró a realizar otro tacto vaginal: efectivamente, la dilatación estaba completa para que naciera el bebé; sin embargo, este aún estaba en una altura uterina alta que no correspondía a ese periodo de dilatación; le faltaba descender. La paciente refirió poco dolor y no le extrañó, porque tenía la información de que las mujeres de la etnia wayuu y las que pertenecen a ese caserío solían tener un umbral alto de dolor.

Sara indagó en María, la paciente, sobre dónde se había controlado el embarazo, porque no la había visto en la consulta prenatal. La paciente respondió que no se había controlado el embarazo; no tenía los recursos necesarios para salir del caserío mensualmente, pues quedaba como a dos horas de distancia, en pleno bosque lleno de animales silvestres y a veces salvajes, rodeado de ríos y malas vías de acceso.

Luego de unos cuarenta minutos de espera y de evaluación continúa del proceso de parto, muy angustiada, la doctora observó que el feto no descendía y el foco fetal estaba acelerado, aproximadamente unos 160

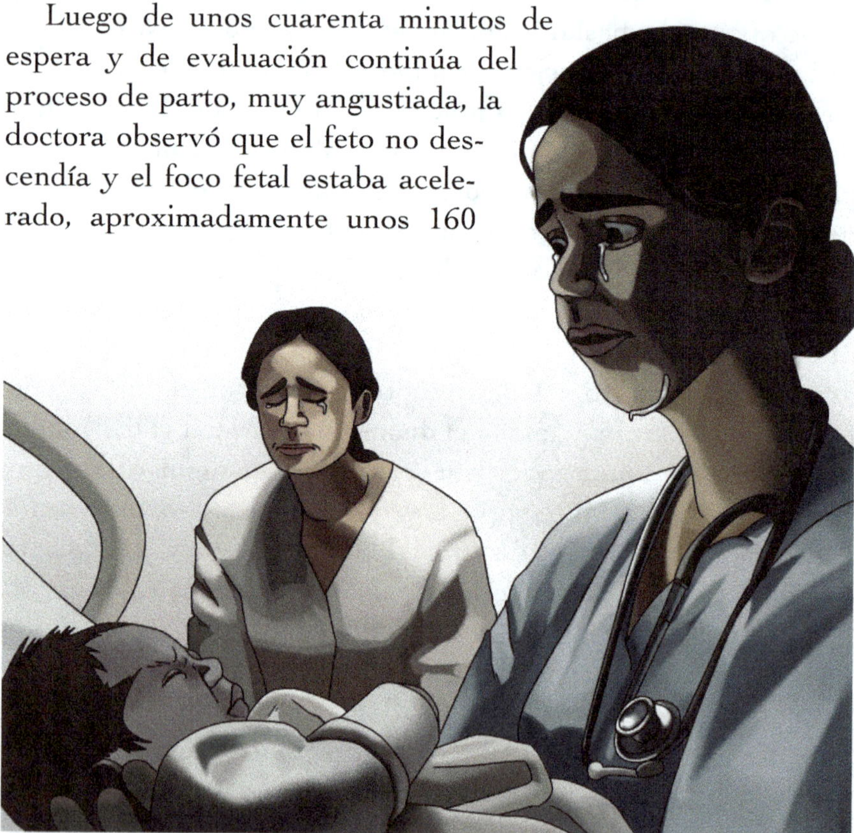

latidos por minuto, lo cual le indicó que había sufrimiento fetal. Un poco asustada y apurada, hizo llamar al chofer de la ambulancia para que estuviera atento al posible traslado de la paciente a un hospital más grande y equipado, previendo una cesárea de emergencia.

Médico y enfermera, sin perder tiempo, iniciaron la maniobra de Kristeller, poniendo todos sus esfuerzos para hacer que el bebé naciera. Durante treinta minutos se turnaron para empujar el abdomen de la embarazada, mientras la otra evaluaba la progresión del parto en el canal vaginal.

Luego de un largo rato de espera e intentos, el bebé nació completamente pálido y con triple circular de cordón umbilical alrededor del cuello. Sara y la enfermera comprendieron en ese entonces con miedo, asombro y angustia lo que había pasado. Procedió nerviosamente a cortar el cordón, lo quitó del cuello y terminó de sacar al bebé del útero.

Estaba muerto.

Ambas se miraron sorprendidas y asustadas por lo que, casi seguro, habían causado. Sara se enfrentó a la madre del bebé con lágrimas en los ojos para decirle que su hijo había muerto, mientras la madre, en shock, no respondía nada. Las tres comenzaron a llorar.

Pasados varios minutos y luego de analizar lo que había pasado, también notaron que la paciente no había expulsado la placenta completamente. María fue trasladada a un hospital con mayores recursos, para realizar un legrado[12]. Un par de días después, Sara supo que la paciente se encontraba viva, bien de salud física y tranquila pero muy triste.

---

12 Legrado: Este es un procedimiento que se realiza para raspar y recolectar tejido del interior del útero.

Disección del caso

Este caso analizado es un evento adverso grave que culminó con la muerte del bebé; un hecho muy lamentable y obviamente nadie quiere que le suceda, por este motivo te presento el análisis de los fallos para que puedas aprender a través de este evento.

La disección del caso la realizo tomando en cuenta, como ya se comentó en el capítulo anterior, la observación y el análisis de criterios fundamentales del sistema o proceso sanitario que fueron vulneradas, las cuales están representadas en las "rebanadas del queso suizo" y que se distinguen de la siguiente manera:

○ **Factores organizacionales e institucionales:**

Hubo factores propiciadores del riesgo, relacionados con el lugar en el cual la médico trabajaba. Un ambulatorio rural con una ubicación geográfica remota de difícil acceso, carreteras rurales precarias, ausencia de transporte público continuo y oportuno, falta de un radio para la comunicación y ausencia de una pista de aterrizaje para trasladar al paciente vía aérea. Estas situaciones le dejan pocas opciones al médico a fin de tomar decisiones oportunas para resguardar la seguridad del paciente y su personal.

Otro factor que limitó la buena gestión de la médico fue que no contaba con un sistema de comunicación efectivo como teléfono, radio comunicadores y mucho menos internet, ya que en ese entonces no existía. Esto le impidió estar en contacto directo con otros médicos o con otros centros asistenciales cercanos que la pudieran asistir y orientar en tal situación.

Este ambulatorio también carecía de un servicio de ambulancia las veinticuatro horas del día y, por otra parte, el chofer no pernoctaba en el ambulatorio;

por lo tanto, fue difícil gestionar un traslado a esa hora de la madrugada.

○ **Factores vinculados al entorno del paciente y trabajadores sanitarios:**

Quiero destacar que la literatura[13] describe que los hospitales o ambulatorios rurales suelen ser los más inseguros, debido a que tienen poca capacidad resolutiva y las demandas de los pacientes con sus cuadros clínicos pueden ser de cualquier tipo y origen; así que el médico suele tener pocas opciones. En cuanto a los factores del entorno que rodearon a la médico y sus circunstancias, hubo fallo debido a que, posiblemente, al ocurrir el evento en la madrugada, se hizo más difícil gestionar la situación de emergencia.

○ **Factores asociados a las competencias de los profesionales de la salud:**

Hubo fallos que responden al componente de la calidad asistencial, que se refieren a la acción de un profesional competente para utilizar de forma idónea los más avanzados conocimientos y recursos que estén a su alcance, generando salud y satisfacción en la población atendida.[14] Esta defensa del sistema sanitario estuvo muy debilitada, ya que era una médico recién graduada con poca experiencia profesional lo que le impidió valorar las circunstancias clínicas reales que, para un médico con más experiencia, posiblemente serían signos evidentes de alarma clínica (cuello uterino dilatado, un feto que no descendía y

13 Planificación y Administración de Hospitales. Llewelyn-Davies. H.M.C. Macaulay. Organización Panamericana de la Salud. 1969.
14 Aranaz JM; Aibar C; Vitaller J; Mira JJ. Gestión Sanitaria. Calidad y Seguridad de los pacientes. Ediciones Diaz de Santos., editor. FUNDACIÓN MAPFRE; 2008. 271 p.

un foco fetal alterado a intervalos) y hubieran generado urgencia clínica en la toma de decisiones oportunas, como es el traslado de la paciente a otro centro asistencial y no usar la maniobra de Kristeller. Es importante resaltar que para el momento del evento, el ambulatorio estaba dotado con ecocardiograma fetal, equipo que era novedoso para Sara y no sabía utilizar. Durante su entrenamiento de pregrado sólo le habían enseñado el uso del Pinard[15].

La maniobra de Kristeller, usada en el caso, ya estaba en desuso y existía evidencia de que no era tan beneficiosa como estaba descrito en su momento. Esta maniobra actualmente sigue siendo una práctica controvertida sobre la que no existen estudios definitivos que validen su efectividad e inocuidad. La literatura ha revelado que su uso también trae consigo consecuencias sociales y de salud para la madre y el recién nacido. Esta es una técnica poco segura y desprovista de regulación, que puede originar problemas con implicancias legales como mala praxis, donde te puedes convertir en una segunda víctima.

Otro factor a considerar es que la enfermera tampoco tenía suficiente conocimiento sobre este tipo de maniobras y simplemente se dejó guiar por las acciones e indicaciones de la médico, situación que también contribuyó a que sucediera el grave daño.

○ Los factores relacionados a la coordinación y comunicación del equipo de trabajo:
No fueron significativos en este caso.

---

15 Pinard: un instrumento que se utilizaba para escuchar el foco fetal desde el abdomen globoso de la madre.

○ **Factores vinculados al paciente y sus familia, en cuanto a las defensas vulneradas:**

La paciente tenía un embarazo no controlado y la médico, al no tener registros de la evolución del embarazo, estaba en una posición desventajosa para una actuación oportuna y adecuada. Adicionalmente, tanto la paciente como los familiares desconocían la importancia de un control de embarazo, exponiendo a la paciente a graves riesgos como los analizados en el caso.

○ **Factores vinculados a la actuación de la institución y el equipo de trabajo ante la presencia de un evento adverso u error:**

La actuación del personal fue ineficiente. La médica no explicó a la paciente ni a sus familiares la verdadera causa de porqué sucedió el evento adverso, así que no se pudo mitigar los efectos e impactos del error ocurrido. Siempre debe existir un acercamiento explicativo entre el médico y el paciente, así sea en situaciones tan sensibles como esta, y no limitarse a consolar, apoyar o acompañar al paciente sobre lo sucedido.

Finalizado el análisis, ¿qué me puedes decir de este caso? ¿Qué sugieres? Házmelo saber aquí.

Ahora, presento a continuación de forma gráfica las defensas del sistema de salud que fueron vulneradas en este caso y los fallos desencadenantes del evento adverso, utilizando el modelo[16] del queso suizo, como lo expliqué en la introducción de este libro.

---

16 Reason J. Human error: models and management. BMJ. 2000;320:768–70. doi: 10.1136/bmj.320.7237.768.

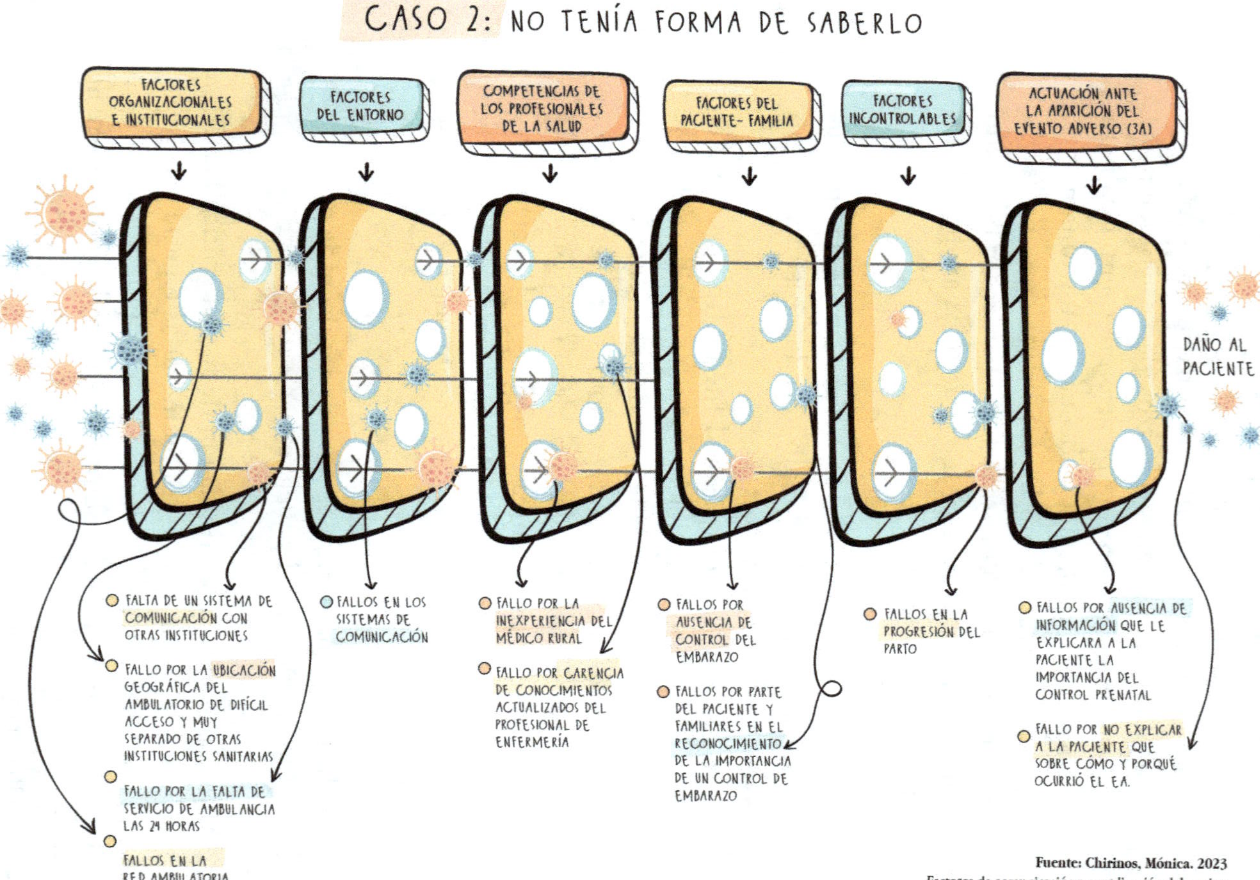

Fuente: Chirinos, Mónica. 2023

Factores de comunicación y coordinación del equipo
No aplica directamente en la ocurrencia de este evento adverso.

Recomendaciones

Cuando nos graduamos de médicos, enfermeros u otra profesión de la salud y pasa la efervescencia del logro obtenido, en la mayoría de los casos pasamos por un período de miedos, incertidumbres y procesos internos que se convierten en obstáculos a superar. Es por este motivo que esta situación se transforma en una oportunidad de aprendizaje técnico, clínico/laboral y personal.

Como médico o profesional recién graduado te toca asumir, valientemente, desde tus etapas iniciales, un importante volumen de responsabilidades y funciones como las siguientes: sanitarias, educativas, asistenciales, informativas, gerenciales y de investigación. Retos para los cuales no estás totalmente preparado; en este sentido, mis primeras recomendaciones genéricas van dirigida en dos direcciones:

- **La primera en el ámbito organizacional institucional:**

  Primero me voy a dirigir a los decanos de las facultades de medicinas, secretarios, docentes de escuelas de la salud, entre otros líderes en el área de formación de profesionales de la salud, y también a tí, como miembro emergente de la generación de relevo. Les propongo actualizar y agregar en los pensum de estudio de la carrera de medicina, asignaturas obligatorias sobre la gestión y administración de servicios de salud, así como también la creación de protocolos sistematizados abocados a la mejora de la calidad y seguridad del paciente y del personal sanitario. Creo que de esta forma se desarrollarán habilidades y destrezas pertinentes en los estudiantes de medicina y colegas recién graduados que les permitirá llevar a cabo una mejor labor en la gerencia sanitaria.

Estas herramientas son invaluables para afrontar una gerencia asignada en la organización sanitaria del área rural/urbana y en los siguientes años de formación de postgraduados. En el sistema de salud estos conocimientos serán de mucha utilidad a los verdaderos líderes operativos de cambios como tú, que buscan las mejoras de la calidad en la atención sanitaria en el futuro inmediato.

- **La segunda tiene que ver con las improvisaciones:**
  Ya seas médico o estudiante de medicina, te invito a aprender y a buscar ilustrarte sobre lo nuevo que vas a enfrentar. Disipa tus inquietudes y miedos; no pretendas ser héroe, realizando procedimientos sin la adecuada experiencia, ya que podrías llegar a ser la segunda víctima (lo contextualice en la introducción del libro) y hacer que otros sean víctimas también.

La situación de ser la segunda víctima te puede generar cinco situaciones adversas en la vida:

- Después del EA, el impacto en tu vida es generalmente negativo y limitará tu confianza durante la práctica clínica.
- También crea conflictos en otros ámbitos de tu vida: emocionales, éticos, morales y legales, entre otros.
- Incapacita y debilita al equipo de trabajo involucrado en el EA.
- Después del EA aumenta la probabilidad de otros fallos en días siguientes al error.
  En consecuencia, comienzas a realizar una medicina

defensiva que trae secuelas negativas para los pacientes, los profesionales y el sistema sanitario.

Nadie tiene porqué cuestionarte, solo asegúrate de hacer las cosas lo mejor posible, minimizando los riesgos de que ocurra un error. Esto sólo lo logras reconociendo que existe la posibilidad de equivocarte, que existen fallos latentes esperando ser activados. Entonces, ¿cómo los minimizo? Pues preparándote muy bien y reconociendo la carencias de competencias en un momento determinado, como lo hizo la doctora Sara. Ella, al darse cuenta de su desconocimiento e inexperiencia sobre la colocación de los DIU, solicitó información y entrenamiento a un colega experto y es lo que yo te recomiendo.

Por otro lado, también quiero destacar algo sobre ese período de internado rural que es obligatorio por ley en Venezuela. Ese primer año de graduado deja huellas y lecciones en el futuro desempeño de todos como médicos. En mi caso, me permitió definir un perfil sobre la ética profesional que signó mí práctica como profesional, manifestándose en preguntas como: ¿qué tan respetuosa soy durante el ejercicio de mi profesión?, ¿cuán objetiva puedo ser durante la práctica médica?, ¿cuán recatada y segura he llegado a ser ante el paciente y la profesión? Te comparto estas preguntas que, quizás, te permitirán reflexionar sobre tus experiencias laborales inmediatas, como colega novel o por graduar.

Aunado a esto, en el entorno social del médico recién graduado se mezclan las experiencias e incertidumbres, miedos y expectativas propias y ajenas, sobre el nuevo médico de la familia. Esta situación tiene su precio y uno de ellos es el error. Ese proceso de dudas e incertidumbre por la que puedes transitar representa un riesgo que suma en el entorno asistencial, muchas veces caótico, creando un escenario perfecto para que te equivoques con el paciente, desde luego, sin intención alguna. El planteamiento de mejoras de las condiciones laborales del profesional de la salud debe darse a nivel institucional; que esté rodeado de condiciones seguras y dotado de las herramientas correctas, proveerá atención de calidad.

También recomiendo que a nivel institucional tomes conciencia de solicitar a la coordinación de la red ambulatoria y hospitalaria competente, como medida de seguridad, dotación de un sistema de comunicación efectiva con el cual puedas tener contacto oportuno con otros centros de salud aledaños y profesionales expertos. Esto te servirá de mucho apoyo como médico recién graduado. Además, es esencial contar con un servicio de ambulancia operativa las veinticuatro horas que pueda facilitar una resolución rápida, en cuanto a traslado de pacientes se refiere. Te sugiero que te involucres en la creación de alianzas con sectores productivos de la zona, que suelen apoyar la gestión de estos recursos de uso sanitario.

Es importante que en las competencias profesionales se imponga la correcta utilización del conocimiento en salud y de la tecnología biomédica apropiada al momento de resolver un problema específico. Basado en esto, creo que las competencia profesionales abarcan seis acciones que deberías tener en cuenta durante tu práctica clínica:

- Poseer criterio con enfoque lógico.
- Hacer uso eficiente de la información para la toma de decisiones.
- El uso de los recursos disponibles debe ser óptimo, eficaz y eficiente para atender las necesidades en salud[17].
- Como médico/profesional de la salud debes conocer las actualizaciones de tu área, a fin de ofrecer un ser-

17 Alvárez Heredia F. Calidad y Auditoría en Salud. Primera. Bogotá: Ecoediciones; 2003. 121–126 p

vicio eficiente y resolutivo durante tu práctica clínica.

○ Como profesional sanitario debes informar al paciente sobre las opciones que la ciencia ofrece para ese momento.

○ Tu actuación como médico/profesional de la salud debe ser en función de los acuerdos terapéuticos que realices con el paciente y en un equilibrio costo-beneficio.

Es vital el acompañamiento del médico rural y su capacitación oportuna antes de su inmersión laboral en áreas rurales.

Por otro lado, asumo la responsabilidad de hacer el planteamiento y la recomendación siguiente: cuando analizo lo establecido en la *Ley del Ejercicio de la Medicina* en Venezuela, así como en otros países de América sobre el periodo de año rural, considero que ese período no debe hacerlo el médico recién graduado, sino por el contrario, debe ser realizado por médicos con mayor experiencia clínica. Este cambio de paradigma va dirigido a autoridades del sistema de salud nacional y regional, así como autoridades gremiales y a todos los encargados de generar esos cambios en los procesos estratégicos de la gestión y administración de la salud en el país. Estos protagonistas y responsables del cambio institucional son: gobierno de turno, comunidad universitaria, comunidad del sector salud en sus diferentes instancias y también tú, como potencial agente de cambio.

El año rural se debería realizar después de un periodo de estancia en hospitales urbanos, donde el médico recién graduado está acompañado de profesionales expertos que están más atentos y diestros en potenciales fallos durante la práctica clínica. Este apoyo es necesario y oportuno en tus labores como médico novel. Considero, también, que asignando profesionales con más experiencia se daría un verdadero y mayor valor social a las comunidades rurales y, en consecuencia, las instituciones se desarrollarán en un ámbito asistencial más seguro. Dejo esto para la reflexión.

El caso presentado resalta el gran riesgo de enviar a recién graduados a zonas de difícil acceso, comunicación deficiente y con pocos recursos. Uno de los objetivos de esta práctica es atender a una población con la menor posibilidad de riesgos, tanto para la comunidad como para el personal que labora en la institución. Por eso, te hago la invitación como médico y estudiante a participar en grupos y programas de investigación en los hospitales donde te desempeñas; de esta manera te convertirás en un productor de nueva información científica. Estas acciones tendrán el propósito de potenciarte como agente de cambio para la actualización de los pensum de estudio en las escuelas de medicina y de salud pública.

Por otro lado, para mí es complejo fortalecer una barrera de defensa inherente al paciente, porque es sabido que cada uno tiene sus circunstancias, como la parturienta del caso que nunca se controló el embarazo. La recomendación para tí, como médico, es que antes de iniciar el proceso de inmersión rural te dediques a conocer muy bien la comunidad que te asignaron, en términos de: ¿cómo es su estructura social?, ¿qué tipo de enfermedades padecen los habitantes?, ¿cuáles son los grupos etarios que lo componen?, etc. Esta información estratégica te facilitará el trabajo comunitario.

Como miembro circunstancial y/o transitorio de una comunidad, gestionando la salud como médico, debes tener un plan de educación preventiva sanitaria endógeno (dentro de la institución) y un plan de educación sanitario exógeno (fuera de la instituciones), o en otras palabras, acercarse a los integrantes de la comunidad, visitando sus casas. Esto te convierte en un líder activo y presente en la comunidad donde trabajas.

El uso cotidiano y establecido del instrumento de consentimiento informado, es una recomendación que también te dejo y su aplicación te dará seis ventajas:

- Tendrás oportunidad de educar a la población con explicaciones sencillas que sensibilizan al paciente sobre los procedimientos que se van a realizar sobre su cuerpo, desde el punto de vista clínico.
- Esta práctica es un ejercicio de correcta comunicación con la comunidad.
- Es una conducta ética.
- La comunicación franca te conecta con el paciente.
- Esta práctica genera corresponsabilidad con el paciente.
- Sin la debida autorización del consentimiento informado, te expones a serias respuestas de los cuerpos de seguridad del Estado, por mala praxis, entre otras.

Quiero recordar que para el momento en que la doctora Sara hacía la rural, no existía internet. Posiblemente ahora se le hace un poco más fácil a los médicos noveles conseguir respuestas oportunas ante cualquier duda clínica, en circunstancias laborales tan adversas, pero siempre es bueno, como mencioné antes, contar con la asesoría de alguien con más experiencia si se tiene una duda.

¿Qué te pareció este caso? Házmelo saber aquí.

CAPÍTULO

TRES

La verdadera valentía en
la atención médica está en
**tomar decisiones
prudentes**, protegiendo
la vida de quienes cuidamos,
en lugar de buscar hazañas
heroicas que pueden
comprometer su bienestar.

Dra. Mónica Chirinos

ERROR POR ASUMIR RIESGOS INNECESARIOS

Remi, una niña de cuatro años de edad, murió desangrada. Fue víctima de la impericia y de la negligencia.

Esa tarde en la emergencia estuvo de guardia de veinticuatro horas la doctora Elizabeth, médico que estaba cursando la residencia asistencial programada en Venezuela[18] (RAP) por el servicio de pediatría. Elizabeth Jimbo, era una joven con una personalidad única, carácter fuerte, bastante receptiva y cercana **CASO 3** a sus pacientes. A primera vista, ella solía parecer arrogante, pero aquellos que se tomaban tiempo para conocerla le tomaban un cariño especial.

Esa tarde, llegó una enfermera buscándola para que acudiera a la emergencia y evaluara a una niña de cautro años con dificultad respiratoria. Lo hizo inmediatamente y allí conoció a Remi que, como cualquier otra niña de esa edad, era inocente y ávida por descubrir, conocer y jugar, más si estaban involucrados el baile y el canto.

La doctora interrogó a la mamá y evaluó las condiciones de deterioro en las que se encontraba Remi: fiebre de 39°, dificultad para respirar, frémito vocal aumentado, crepitantes pulmonares en ambos campos pulmonares y ausencia de ruidos aéreos en las bases pulmonares. De inmediato indicó exámenes de laboratorio y una Rx de tórax.

La doctora, durante el interrogatorio a la madre, se entera que la paciente cursa con clínica aproximadamente de ocho días, que se iniciaron con molestias propias de resfriado común al que

---

18 RAP: Periodo de tiempo en el que el médico residente realiza prácticas asistenciales en determinada especialidad sin ser un postgrado universitario.

fueron adicionando síntomas. La madre, diligentemente, consultó en dos oportunidades a otro centro de salud ambulatoria y recibió indicación de tratamiento que incluyó la administración de antibiótico, sin reportar mejoría del cuadro clínico de la niña.

La imagen de Rx puso en evidencia un borramiento de los senos costofrénicos y opacidad en ambos campos pulmonares, propios de una neumonía. El diagnóstico fue de neumonía bilateral complicada con derrame pleural. Le informó el diagnóstico a la angustiada madre y le manifestó que parte del tratamiento era el procedimiento de colocación de un tubo de tórax con el propósito de drenar el líquido pleural que se encontraba en la cavidad pleural.

Elizabeth en ese momento se sintió muy nerviosa, pues nunca había colocado un tubo de tórax a un paciente pediátrico. No se sentía preparada ni técnica ni emocionalmente, y se llenó de miedos. Por ello, decidió conversar con su adjunto del servicio de pediatría para explicarle lo que pensaba.

Habló en privado con la doctora Rosa Rodríguez y le explicó que nunca había realizado el procedimiento de colocación del tubo de tórax en un niño; por lo tanto, no se sentía competente y solicitó que la acompañara durante el procedimiento. La adjunta le respondió, muy seriamente y con autoridad, que lo tenía que hacer como residente de guardia y como parte de su aprendizaje asistencial.

Elizabeth le insistió a su adjunta que lo hiciera ella, porque no tenía la experiencia suficiente, pero la adjunta continuó firme en su opinión, porque era su momento de aprender y conocer. Para suavizar los nervios de la residente, le dijo que ella iba a estar al pendiente del procedimiento. No muy convencida, Elizabeth aceptó la orden y argumentó a la doctora que las posibles consecuencias negativas serían su responsabilidad y con eso terminó la discusión.

Se procedió a la preparación del instrumental y equipos para el procedimiento de colocación del tubo de tórax[19]. La residente

---

19 La técnica para la colocación del tubo de tórax es buscando el 5to espacio intercostal

tuvo muchos sentimientos y pensamientos encontrados, generados por la presión de hacer algo de lo que no estaba segura y con poca disposición emocional por estar involucrado un paciente pediátrico; aun así, inició el protocolo.

Elizabeth siguió su esquema mental teórico e introdujo dos centímetros de tubo, lo cual se percató de que excedían la medida para la anatomía del paciente y, además, los pulmones de la niña tenían otra condición patológica denominada enfisema pulmonar. Entonces cuando introdujo el tubo rompió una bulla[20] y la niña comenzó a sangrar por las cavidades externas: boca, oídos y nariz.

Posteriormente, la abordó el personal de enfermería y la Dra. Rodríguez que evidenció la complicación producto del procedimiento. Elizabeth se sumió en la culpa, porque consideró que lo sucedido era producto de su falta de experiencia y pericia personal. Debido a la condición clínica en la que estaba Remi, la doctora Elizabeth solicitó con urgencia el cupo y traslado de la paciente a la Unidad de Cuidados Intensivos (UCI).

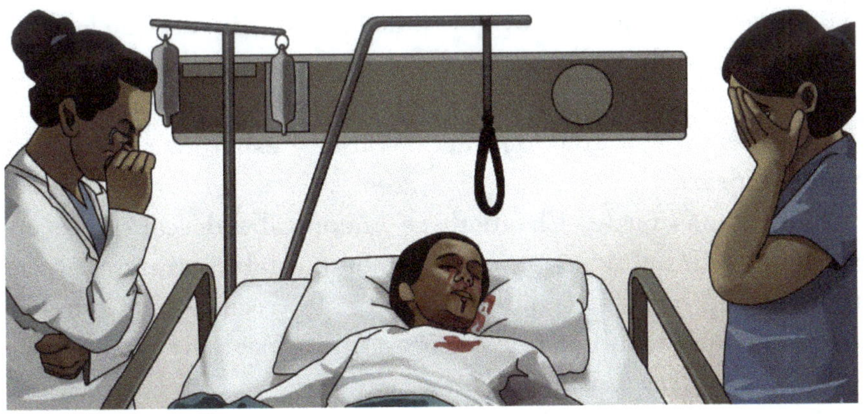

posterior, en la línea axilar media, allí se hace una incisión y se introduce el tubo máximo dos centímetros, con una preparación previa de anestesia local, etc. En los niños el procedimiento es el mismo pero solo se introduce medio centímetro de tubo.
20 Bulla: son unas bolsas de aire (pneumatosis) contenidas dentro del pulmón.

Por otro lado, la madre de Remi se encontraba en la sala de espera, atenta a la llegada de algún doctor o personal de enfermería que le informara sobre el estado de su hija. En medio de la tribulación de los doctores y del personal, la doctora Elizabeth pasó por uno de los pasillos y la mamá de la niña la abordó angustiada. Le preguntó qué había pasado con su niña y cómo estaba, a lo cual respondió que hubo una complicación después de realizarse el procedimiento y que la pequeña estaba muy delicada. Le informó que la pasarían a UCI y que allá estaría mejor vigilada y atendida por un médico pendiente por completo de ella.

Cuando la residente solicitó la interconsulta y cupo en UCI para la valoración del intensivista, lo hizo con la finalidad de estabilizar clínicamente a la niña y para la colocación inmediata del tubo de tórax para drenar el hemotórax que se había formado no solo por la ruptura de la bulla y el sangrado profuso, sino también, por el derrame pleural preexistente.

La madre quedó muy preocupada y angustiada, confiando en que todo mejoraría. Transcurridos unos cuarenta minutos después del EA, Remi fue ingresada a la UCI. Se creía que ya había pasado un poco la urgencia de la situación, así que la doctora involucrada reflexionó sobre lo que había sucedido y muchos pensamientos llegaron a su mente; también la embargaron emociones encontradas de miedo, rabia y esperanza de que la niña mejorara.

Horas más tarde, Elizabeth se encontraba descansando en su habitación del hospital, efectivamente estaba intranquila por todo lo que había sucedido; sin embargo, recibió una llamada telefónica que le indicó que tenía un nuevo paciente en la emergencia con cifras tensionales altas.

Cuando Elizabeth salió del cuarto de descanso, vio a la madre de Remi gritando y llorando desconsolada en el pasillo. Ambas encontraron las miradas y la mamá de Remi se le acercó rápidamente y le gritó: "¡Es culpa suya! ¡Por su culpa! ¡Usted me dijo

que iba a estar bien en UCI y se me murió mi niña, se murió!".
Esas palabras sonaron muchas veces en la cabeza de Elizabeth,
reconociendo internamente su responsabilidad.

Inmediatamente, se alejó de la madre y corrió a llamar a la
adjunta y llorando la culpó por la muerte de la paciente. Rosa
la llamó a la calma y afirmó que lo sucedido era una de las complicaciones de la colocación del tubo de tórax, así que le dijo
que se tranquilizara y que no era su culpa; sin embargo, en ese
momento, la doctora Elizabeth no pudo desligarse de la responsabilidad por su falta de conocimiento y experiencia sobre
el procedimiento.

En medio de toda esa confusión y dolor, a Elizabeth le llegó
a la mente su instinto de defenderse. Pensó en buscar la historia
clínica y colocar una nota diciendo: "Debido al requerimiento
de colocación de un tubo de tórax, que tiene la paciente Remi
de cuatro años, actualmente ubicada en la cama de observación
N° 9, expreso categóricamente que le informé a la adjunta, la
doctora Rosa Rodriguez, mi falta de conocimiento y experiencia
para realizar de forma correcta y segura la colocación del tubo de
tórax. Sin embargo, debido a la exigencia de obligatoriedad por
parte de la adjunta, realizaré el procedimiento".

Un par de horas después de la confusión, llena de incertidumbre y tristeza, la doctora Elizabeth, con mucho miedo, y
agitada por el futuro incierto, corrió a la UCI y en un descuido
del personal que se encontraba en la unidad, tomó la historia
de Remi. Se la llevó a la habitación con la intención de elaborar
la nota que dejaría registro que no tenía experiencia y que fue
obligada por la adjunta; sin embargo, al revisar la historia clínica observó algo mucho más grave. Constató que en la UCI a
la paciente nunca le colocaron el tubo de tórax, aún teniendo la
indicación. También observó que la paciente ingresó a la UCI
durante el cambio de guardia y no la atendieron oportunamente
durante este periodo de transición. Remi en realidad murió des-

angrada y asfixiada en su propia sangre y el personal de la UCI no hizo nada por evitarlo.

Transcurrida una semana del suceso, la adjunta de la UCI, la doctora Clarisa, fue a buscar a la doctora Elizabeth en el área pediátrica. Al encontrarla en el pasillo la acusó de la muerte de la niña. Elizabeth, sorprendida y apartándose del pasillo, le respondió en privado. Le aclaró, respetuosamente, que no tenía ningún derecho de acusarla de tal hecho y menos a hablar así delante de sus pacientes. Le comentó que estaba informada que la principal complicación de la colocación de un tubo de tórax es un hemotórax y que no fue por mala praxis médica, sino porque se trata prácticamente un procedimiento a ciegas.

Además, Elizabeth comentó que había leído la historia de la paciente y constató que la niña llegó en el cambio de su guardia y nadie de la UCI atendió a la paciente. Elizabeth en ese momento expresó a la doctora Clarisa que ellos no le habían hecho nada y lanzó el reto de que exhumaran el cadáver para ver de quién había sido la mala praxis en realidad.

¿Qué te pareció este caso? Coméntame aquí.

Disección del caso

El caso analizado revela las posibles conductas de presión institucional a la que pueden ser expuestos los residentes asistenciales en las instituciones sanitarias; también de las consecuencias que pueden vivir los pacientes involucrados en tales circunstancias y muestra de manera clara y concisa quiénes son las víctimas de estos fallos. Nuevamente, tomamos en cuenta el modelo del queso suizo propuesto por James Reason, sabiendo que el error forma parte de las conductas del ser humano.

Los criterios del diseño del sistema sanitario que fueron vulneradas y que representan las "rebanadas del queso suizo", se distinguen de la siguiente manera:

- **Factores organizacionales e institucionales:**

    Hubo falta de supervisión de los profesionales en formación, ausencia de protocolos clínicos accesibles y la cultura de manejo de los mismos que facilitan el desempeño de los profesionales; además de la falta de capital humano capacitado y especializado de cuerpo presente y ausencia de protocolos de cuidado de pacientes en los procesos de transición entre servicios, como fue el caso entre servicio de pediatría y la UCI.

- **Factores vinculados al entorno del paciente y trabajadores sanitarios:**

    Se observa el fallo por presión asistencial al residente por parte del jefe inmediato y del entorno institucional donde se desenvuelve la residente.

○ **Factores asociados a las competencias
de los profesionales de la salud:**

Se manifiestan en los fallos conductuales de la residente por falta de experiencia profesional, falta de conocimientos/práctica y miedo a contrariar la autoridad; una situación emocional que la colocó en mayor riesgo de cometer un error y le impidió actuar de manera lógica y con seguridad de resguardo del paciente y de sí misma. En consecuencia ambos se convirtieron en víctimas del evento.

○ **Factores relacionados a la coordinación y comunicación del equipo de trabajo:**

No hubo comunicación empática, acompañamiento y responsabilidad del supervisor inmediato a la residente fue la clave para que se pusiera en marcha la cadena de eventos que cristalizan el error. El adjunto de servicio dejó sin asistencia tutorial a la residente en la realización de un procedimiento complejo y riesgoso —habiendo comunicado la subordinada su desconocimiento— y esto representó una defensa vulnerada para la residente, colocándola en riesgo de ser la segunda víctima de las omisiones de los compromisos y funciones del adjunto como coordinador institucional del residente.

○ **Factores vinculados al paciente y sus familia:**

Las circunstancias los convirtieron en víctimas al no permitirles tomar acciones diferentes en ese momento.

○ **Factores vinculados a la actuación de la institución y el equipo de trabajo ante la presencia de un evento adverso u error:**

La falta en la conducta reactiva de la residente al sustraer sin autorización la historia clínica y su modificación posterior a los hechos, es una falta grave que está al límite de lo ético y legal que nunca debe ser realizado por ningún médico. Además, institucionalmente no hubo manejo inmediato, ético y respetuoso para comunicar los hechos a los familiares del paciente y del trato a la residente involucrada en el evento. Los médicos involucrados no realizaron un manejo apropiado de evento adverso,

A continuación te presento el análisis del error de manera gráfica, basado en el modelo del queso suizo de Reason.

CASO 3: ERROR POR ASUMIR RIESGOS INNECESARIOS

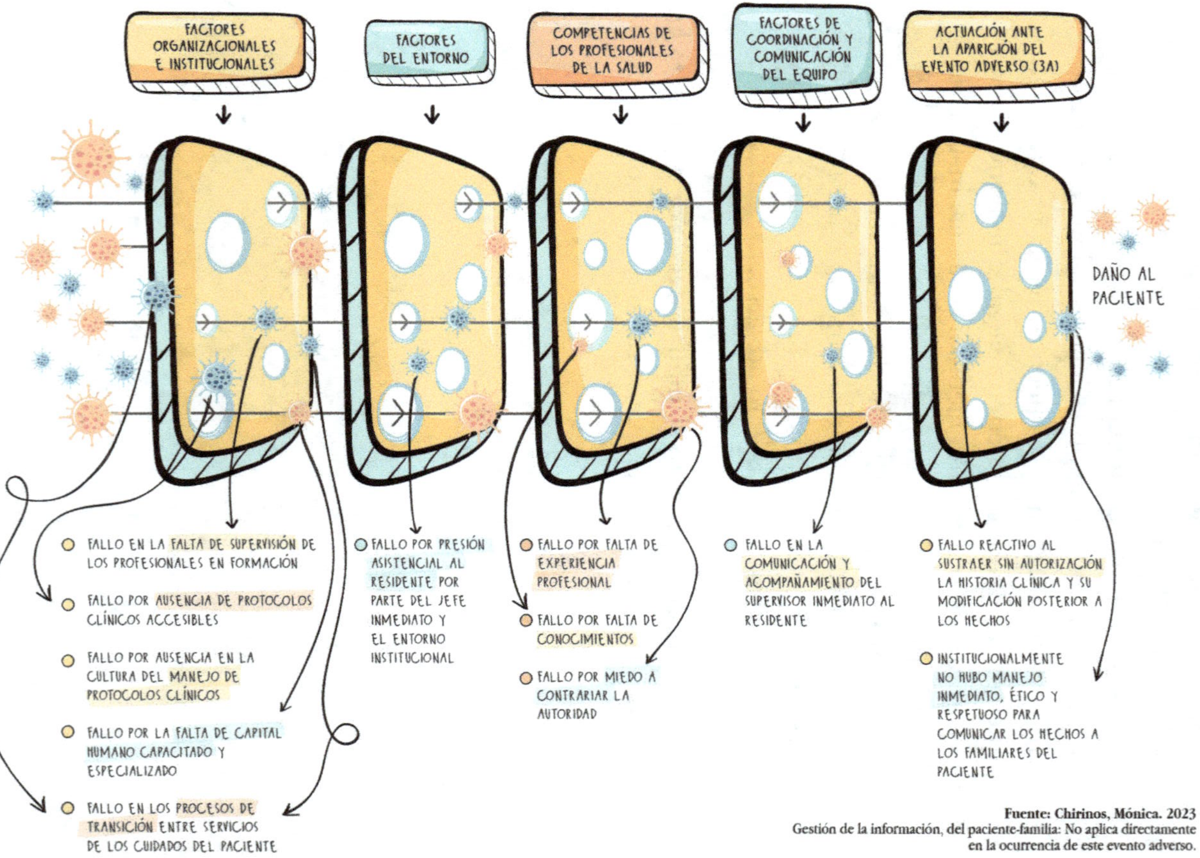

ACTUACIÓN ANTE LA APARICIÓN DEL EVENTO ADVERSO (3A)

FACTORES DE COORDINACIÓN Y COMUNICACIÓN DEL EQUIPO

COMPETENCIAS DE LOS PROFESIONALES DE LA SALUD

FACTORES DEL ENTORNO

FACTORES ORGANIZACIONALES E INSTITUCIONALES

DAÑO AL PACIENTE

- FALLO REACTIVO AL SUSTRAER SIN AUTORIZACIÓN LA HISTORIA CLÍNICA Y SU MODIFICACIÓN POSTERIOR A LOS HECHOS
- INSTITUCIONALMENTE NO HUBO MANEJO INMEDIATO, ÉTICO Y RESPETUOSO PARA COMUNICAR LOS HECHOS A LOS FAMILIARES DEL PACIENTE

- FALLO EN LA COMUNICACIÓN Y ACOMPAÑAMIENTO DEL SUPERVISOR INMEDIATO AL RESIDENTE

- FALLO POR FALTA DE EXPERIENCIA PROFESIONAL
- FALLO POR FALTA DE CONOCIMIENTOS
- FALLO POR MIEDO A CONTRARIAR LA AUTORIDAD

- FALLO POR PRESIÓN ASISTENCIAL AL RESIDENTE POR PARTE DEL JEFE INMEDIATO Y EL ENTORNO INSTITUCIONAL

- FALLO EN LA FALTA DE SUPERVISIÓN DE LOS PROFESIONALES EN FORMACIÓN
- FALLO POR AUSENCIA DE PROTOCOLOS CLÍNICOS ACCESIBLES
- FALLO POR AUSENCIA EN LA CULTURA DEL MANEJO DE PROTOCOLOS CLÍNICOS
- FALLO POR LA FALTA DE CAPITAL HUMANO CAPACITADO Y ESPECIALIZADO
- FALLO EN LOS PROCESOS DE TRANSICIÓN ENTRE SERVICIOS DE LOS CUIDADOS DEL PACIENTE

Fuente: Chirinos, Mónica. 2023

Gestión de la información, del paciente-familia: No aplica directamente en la ocurrencia de este evento adverso.

Recomendaciones

Este caso revela unas circunstancias que son muy frecuentes para los residentes, sobre las situaciones de presión y estrés a la que se ven expuestos. Ante este abanico de posibilidades causales de este evento centinela, te sugiero las siguientes acciones correctivas y recomendaciones, empezando por las políticas institucionales. Es necesario el acompañamiento y tutoría al médico residente ante cualquier procedimiento clínico. Las instituciones de salud son altamente estresantes y demandantes con el médico residente y el estudiante de medicina ya que, usualmente, observo que ciertas responsabilidades como las revisiones y actualizaciones de las historias clínicas son realizadas en ausencia del tutor o del supervisor inmediato. El médico residente, de acuerdo al reglamento de la residencia asistencial programada, evoluciona y gestiona las diligencias de los pacientes para que sean más rápidas y oportunas.

Respecto a los factores institucionales u organizacionales de este caso, te invito a que reconozcas que es necesario mantenerte informado sobre los reglamentos institucionales donde laboras o estudias. Es conocido a nivel gerencial que la supervisión de los profesionales en formación están claramente establecidas en el reglamento de las residencias asistenciales programadas en Venezuela y en otros países, la cual establece la responsabilidad de la coordinación de docencia, investigación y extensión de cada hospital, así como también la función de los jefes de departamentos, jefes de servicios y médicos especialistas, los cuales están obligados a supervisar y ejercer como tutores asistenciales en el desempeño de las funciones del médico que tiene el rol de residente o estudiante.

Es importante que las autoridades de las instituciones hospitalarias, coordinadores, jefes de departamentos y profesionales de la salud, hagan el reconocimiento continuo de las posibles circunstancias clínicas comunes, puesto que los residentes continúan en una etapa de aprendizaje, de tal manera que sean tutoriados, entrenados y actualizados oportunamente y no esperar una emergencia como la del caso en estudio. Considero que este entrenamiento es una responsabilidad compartida entre la institución y los trabajadores sanitarios.

El reconocimiento de tus carencias en las capacidades profesionales para desempeñar determinado procedimiento, es una consideración interna que como médico y persona responsable deberías hacer constantemente. Eso te convertirá en un ente partícipe de una cultura de calidad y seguridad institucional. En este sentido, la cultura de calidad y seguridad se refiere a ese conjunto de ideas, valores y patrones institucionales que promueven la calidad y la seguridad del paciente al unísono en todos los niveles de la institución; es decir, que todos los trabajadores son sensibilizados hacía un patrón de prestación del servicio creado por la institución. Es un tema interesante que, si quieres ampliar, aquí te dejo un enlace e información que puedes consultar.

Recomiendo la elaboración e implementación de protocolos de procedimientos clínicos en todas las instituciones sanitarias del país. Aquí te describo doce beneficios de la aplicación de protocolos:

- ○ Sirven de apoyo en la docencia de los nuevos profesionales sanitarios.
- ○ Te beneficia como residente, porque puedes participar en la cocreación de los protocolos como parte de tu competencias.
- ○ Su implementación formaría parte de la creación de una cultura de seguridad sanitaria.
- ○ Te facilita la inserción a la cultura institucional al iniciar tus labores como médico.

- Te brindan conocimiento como médico en etapa de formación, pues te permiten seguir una guía validada en la que existe una alta probabilidad de éxito.
- Los protocolos contribuyen a que aprendas y comprendas que la responsabilidad laboral es compartida con el equipo multidisciplinario.
- Los protocolos actúan como un soporte y respaldo institucional.
- Su actualización contribuye a la sistematización y homologación regular de criterios y procedimientos clínicos.
- Te facilita estar a la par en los avances de la ciencia y disminuye la variabilidad de criterios institucionales.
- Su uso mejora la atención y compromiso, centrados en el paciente y no en el caso o manejo deshumanizado del paciente.
- Su uso motiva a trabajar en equipo, pensando en el bien común y mejorando la seguridad de actuación del personal sanitario. De allí la importancia del trabajo en equipo donde la responsabilidad es compartida.
- Su uso minimiza el riesgo asistencial de cometer errores que puedan comprometer tu integridad ética, legal, moral, personal/emocional, y de convertirte en una segunda víctima. Recuerda que todos somos potenciales pacientes.

La creación de estos protocolos sobre el manejo de procedimientos y patologías, es vital para casos como el discutido sobre el derrame pleural y la colocación de un tubo de tórax para el drenaje pleural.

Los eventos adversos que ocurren por realizar algún procedimiento clínico en general, constituye el 35% de los daños que se le ocasiona al paciente, por ello si se permite que tú, como residente, realices procedimientos sin supervisión de un experto que tiene el conocimiento específico, el riesgo potencial de que ocasiones daños es alto.

Siempre es bueno que realices actualización y prácticas de los procedimientos clínicos que consideres necesarios para tu crecimiento profesional y no esperar que surja una emergencia para la cual no estés preparado.

La atención clínica se está haciendo más complicada y especializada, obligando a los profesionales de la salud a la prestación de servicios más complejos y a aprender rápidamente nuevas habilidades. Al estar envuelto en esta situación te dejo seis sugerencias de comportamiento para aprender y ganar experiencia:

- Decir abiertamente: "no lo sé pero déjeme asesorarme y le informo". Puedes omitir el no se y elegir una variante como: déjeme valorar y estudiar muy bien su caso y le estoy informando.
- Manifestar al tutor que no entendiste, porque no se improvisa con el paciente.
- En las actuaciones clínicas lo primero es: no hacer daño, así se aprende y emprende la profesión médica con responsabilidad y consciencia.
- El paciente y la patología que padece es un libro abierto de información y experiencias para la práctica médica.
- Realiza una historia clínica exhaustiva para aprender y comprender la historia natural de la enfermedad del paciente.
- Vuélvete un observador de la evolución de la enfermedad que padecen los pacientes que atiendes, pues constituye la fuente de conocimientos y experiencias.

Es fundamental que, como médico que recién inicia sus labores, te comprometas a informarte y cumplir la normativa médico/legal vigente dentro del rango de la multidisciplinariedad y en el trabajo en equipo. Los instrumentos legales que rodean y amparan tu actuación profesional en Venezuela son: la ley del ejercicio de la medicina, el Código de deontología Médica y el reglamento de la residencia asistencial programada que contiene las funciones y derechos del residente, así como las funciones sobre su coordinación respectiva. Recomiendo buscar las leyes y reglamentos correlativos en el país donde estudias o laboras.

Estar al tanto del conocimiento en el ámbito médico/legal te empodera como profesional de la salud, te informa y te ubica formalmente en el contexto con el fin de no cometer errores por desconocimiento básico de la ley y reglamentación de las instituciones sanitarias en el país donde te desempeñas. Aquí le hago el llamado a las autoridades académicas y asistenciales con el fin de que cumplan con sus obligaciones en su carácter de entes supervisores y/o coordinadores académicos o asistenciales.[21]

En lo referente a los factores del entorno, se ubica la situación de presión a la que fue sometida la residente para que realizara un procedimiento que desconocía. Te recomiendo la lectura del Reglamento de las Residencias Asistenciales Programadas en Venezuela, que en su artículo 22 describe sobre: la prohibición de coacción, maltrato y abuso de autoridad; y en el artículo 54 está lo referente sobre el derecho del médico residente en Venezuela a recibir un trato apropiado a su dignidad como ser humano.[22]

Si estás trabajando en otro país, te sugiero que investiguen la existencia de reglamentos o leyes semejantes que amparen al residente asistencial o de posgrado.

---

21 Reglamento de las residencias asistenciales programadas en Venezuela.

22 Carayon, P., & Wood, K. E. (2010a). Patient Safety: The Role of Human Factors and Systems Engineering. Studies in Health Technology and Informatics, 153, 23–46.

Además, en este caso sucedieron situaciones de especial interés y análisis médico/legal que quiero destacar por el riesgo al que te puedes exponer por falta de conocimiento de leyes y reglamentos. Ante la conducta de la residente de sustraer la historia clínica del sitio donde se hacía el manejo técnico de la misma y escribir de manera extemporánea, hago las siguientes reflexiones y recomendaciones:

Es importante que tengas presente que la historia clínica es un documento médico legal que contiene información confidencial sobre la condición de salud del paciente.

En la historia clínica deben plantearse y plasmarse cualquier situación que se suscite con el manejo clínico del paciente que incluye errores e incidentes que tengan que ver con la prestación del servicio, ya que es una fuente de datos para la mejora de la calidad de la atención en salud.

- La historia clínica también es insumo para una posible experticia médico/legal.
- La clave está en escribir las palabras exactas, correctas, de forma sencilla y corta.
- Está sancionado en el código de deontología médica venezolana, así como en códigos éticos internacionales, el tomar la historia de un servicio donde no trabajas de manera extemporánea y realizar anotaciones adicionales fuera de tiempo.
- Siempre debes reportar en la historia clínica lo sucedido oportunamente, por lo tanto, debes conocer que el código de deontología médica venezolana, en su artículo 173, dice: es condenable ...la inclusión de datos falsos, enmendaduras o sustracción de hojas de la historia por no estar de acuerdo con lo allí descrito o para ocultar errores cometidos.

○ Este conocimiento es muy importante para toda tu vida de práctica clínica. Si ejerces en otro país te sugiero investigues sobre este tema de las leyes sobre ejercicio de la medicina de ese país.

Sin embargo, considero y recomiendo que es completamente válido, inclusive adecuado, acertado y correcto, que reportes en la historia, de manera oportuna, el hecho de ser obligado o coaccionado por un coordinador médico o jefe inmediato para realizar un procedimiento novedoso para tí; más si no cuentas con los conocimiento ni la experticia necesaria. Como médico en formación estás en pleno derecho de escribir, oportunamente, lo que acontece durante todo el proceso clínico del paciente que esté bajo tu responsabilidad.

La comunicación entre los miembros del equipo de profesionales de la salud es siempre fundamental para garantizar la seguridad del paciente. Un grupo de trabajo que no se comunique es propenso y susceptible al error clínico, generando daños al paciente. De allí la importancia de consolidar el equipo de trabajo, a nivel sanitario. Aquí te propongo tres estrategias para formar el equipo de trabajo:

○ La creación de las rondas de discusión de casos clínicos.

○ En las rondas deben estar presentes: estudiantes/ médicos, enfermeras, nutricionistas, terapeutas, entre otros.

○ El fin de las rondas es discutir los casos clínicos y aportar las perspectiva de cada uno, ampliando la mirada sobre la condición clínica del paciente y crear consenso entre los participantes.

Adicionalmente, te describo ocho ventajas de trabajar en un equipo de trabajo multidisciplinario:

- La atención multidisciplinaria desarrolla planes de tratamiento centrados en el paciente.
- Se reduce la cantidad de errores médicos y aumenta el nivel de seguridad del paciente.
- La inclusión de trabajadores sociales, terapeutas ocupacionales y otras áreas de especialidad, ayudan a aplanar la jerarquía y distribuir el poder en las organizaciones de salud, haciendo más sencilla la comunicación entre sus miembros.
- Esta inclusión genera más influencia entre los trabajadores de la salud.
- Se produce un nivel más alto en el trabajo y un aumento de satisfacción laboral.
- La inclusión en el equipo de trabajo crea cohesión y sentimientos de pertenencia entre sus integrantes.
- Se mejora la atención centrada en el paciente a largo plazo.
- Se genera un uso más eficiente de los recursos.

En el caso discutido, hubo una interrupción de la continuidad de la atención clínica debido a una comunicación ineficiente y por inconsistencia de ciertos procesos asistenciales entre servicios de la misma institución. Es una situación donde el paciente[23] se encuentra más vulnerable y la atención es más compleja e involucra múltiples disciplinas. Por lo tanto, recomiendo que los servicios o unidades involucradas sincronicen los procesos de atención clínica y que haya continuidad de los mismos a fin de disminuir los fallos vinculados al traslado del paciente y recep-

---

23 Chirinos, M. La seguridad del paciente, ante todo. Universidad del Zulia. Editor. Haciendo ciencia, construimos Futuro. 2019; 9(2).

ción de tratamiento. Aquí te dejo enlace con diversas fuentes de información que puede facilitar este proceso de transición.

Finalmente, te voy a hablar sobre la comunicación del EA. Pienso que el error médico es inevitable, porque el riesgo asistencial siempre va a estar presente; sin embargo, todo lo que he planteado se basa en minimizar la posibilidad de que cometas errores con el paciente que, junto con su familia, solicitan y merecen una comunicación transparente en todo lo que atañe a su situación de salud. Comunicar una mala noticia en la que se ve involucrado el sistema y los procesos de salud no es una situación fácil, debido a que el paciente ingresa a una institución con la esperanza y la expectativa de que va a encontrar solución y mejoría de su condición actual, no una conclusión diferente, producto del manejo o el proceso asistencial. Por tal motivo, notificar un EA causa alteración física y emocional en todo el entorno, afectando la cordura y visión futura de la situación. El objetivo inicial siempre debe ser generar empatía con el paciente y los familiares en una situación en la que requieren total apoyo y comprensión.

Quiero agregar un aspecto afectivo, esencial en el abordaje de la comunicación del EA y/o de las malas noticias, y se trata del concepto de la compasión, que es un sentimiento humano que conjuga la empatía y la comprensión hacia el sufrimiento de los demás; en este caso, desde los profesionales de la salud hacia el paciente y los familiares. También, es la sensibilidad que se activa con el sufrimiento en sí mismo, cuando pasamos a ser la segunda víctima que ha cometido un error. La autocompasión es un acto de autoescucha afectiva que deja a un lado los pensamientos inculpatorios para promover el respeto hacia nuestra esencia como humanos y como seres propensos al error, inclusive sabiendo que en nosotros también recaen efectos y responsabilidades diferentes a la del paciente.

La autocompasión cumple un rol importante cuando afloran la vergüenza y la autocrítica, ya que es el trato amoroso que nos otorgamos cuando las cosas no salieron como esperábamos en relación a un EA. La compasión es un sentimiento que moviliza al médico y/o al equipo de trabajo hacia el compromiso y la intencionalidad de prevenir y aliviar el malestar que nace de apreciar que la situación del otro, posiblemente, pueda ser peor que la propia. Desde otro punto de vista, la compasión posee un componente cognitivo, constituido por cuatro facetas:

- La atención al sufrimiento ajeno, que es enfocar la atención y compromiso que merecen el paciente y su familia.
- La información y explicación de lo sucedido, que deben tomarse en cuenta para informarles y darles una explicación para que se sientan valorados. De esta manera, manifestamos empatía con el paciente y la familia.
- La evaluación y análisis de dicho sufrimiento, que te debe llevar a preguntarte: ¿cómo se sentirán ellos, en relación a este evento adverso, en el cual mi equipo de trabajo y yo estamos involucrados?
- El reconocimiento de mí capacidad y responsabilidad para intervenir y paliar de un modo eficiente la situación en presencia del EA, que te lleva a preguntarte: ¿cómo los puedo ayudar con mi presencia y mis palabras?

Pienso que cuando nos compadecemos de otros, empatizamos y compartimos su sufrimiento e intentamos rebajar el impacto que generó el evento adverso. Esto nos muestra más sensibles y podemos aplicar las estrategias adecuadas para establecer una conversación real con la cual se minimiza el impacto para ambas partes.

Hoy en día, comunicar al paciente un evento adverso forma parte de las buenas prácticas en salud. En tal sentido, propongo estrategias generales que puedes implementar al momento de comunicar el evento adverso al paciente y familiares y una de las más conocidas es el protocolo SPIKES[24]. Aquí propongo trece formas prácticas de comunicar el EA:

- Lo primero es hacer conciencia de que sí cometiste un error junto con tu equipo de trabajo. En este sentido, la responsabilidad recae sobre todo el equipo de trabajo.

- Para comunicar el evento adverso, se organiza un encuentro que debe hacerse lo más oportuno y cercano al incidente, aunque la información no esté totalmente clara.

- Conviene que la reunión tenga lugar en un ámbito privado, tranquilo y acogedor, nunca en el corredor. Un solo miembro del equipo de trabajo debe iniciar la comunicación e información del evento adverso al familiar.

- Una manera oportuna de empezar la reunión es averiguar qué sabe el paciente o sus familiares sobre el error. Escuchar es la mejor manera de entenderlos y atenderlos.

- El lenguaje debe ser claro, exento de tecnicismos y evitando las especulaciones.

- Durante el encuentro es conveniente que siempre haya un médico con mucha más experiencia que tú, un directivo del centro, el responsable de la investigación del error y el equipo multidisciplinario involucrado, dando la cara.

24 Ramírez-Ibáñez MT, Ramírez-de la Roche OF. Cómo comunicar malas noticias en la práctica médica. Aten Fam. 2015;22(4):95–96

- Antes de encontrarse con el enfermo/familia es conveniente prepararse previamente, consultando la información de los acontecimientos con los que estuvieron envueltos en el caso y con el director/autoridad del departamento.
- Durante la reunión se debe tener claro: lo que se sabe sobre las causas del error, lo que se desconoce y qué se está investigando.
- Es importante informar sobre la investigación para averiguar las causas del EA, para informar posteriormente las medidas que se tomarán para evitar errores futuros.
- Hay que saber pedir disculpas sinceras y estar preparados para la reacción emotiva de los afectados, así como también, asegurar la reparación del daño en la medida de lo posible.
- Es necesario ofrecer consejo y apoyo psicológico a los afectados y plantear la posibilidad de solicitar una segunda opinión.
- Hay que "dejar la puerta abierta" para una próxima reunión cuando se haya completado la investigación e informar los resultados y acciones.

El establecimiento institucional de una cultura de notificación de incidentes y eventos adversos son importantes en los procesos de mejora de la seguridad del paciente y en la calidad asistencial. Los sistemas de notificación y registro de eventos adversos e incidentes pueden ser escritos en físico o digital y tienen como propósito conocer los problemas o eventos que más frecuentemente suceden en la institución sanitaria y ser reportados bajo los criterios de ser voluntario, anónimo u objetivo. Estos reportes generan insumos para el aprendizaje de los errores a fin de evitar que puedan repetirse.

Recuerda que bajo el pensamiento y la cultura, los errores que suceden en el ámbito asistencial ocurren producto del error humano (fallas activas) y de los fallos del sistema (condiciones latentes). Su importancia radica en que se estudian los eventos adversos, así como también, los incidentes, es decir, errores que no llegaron a ocasionar daños al paciente pero que tuvieron la potencialidad de poder suceder. Son simplemente una forma valiosa de obtener información sobre la cascada de acontecimientos que hacen que se produzca un EA. De allí la importancia de que notifiques y que registres en la historia clínica todo incidente o EA para ser estudiados y hacer los aprendizajes respectivos, no solo tú o el equipo que se ve involucrado, sino también toda la institución. Profundiza el conocimiento a través de este interesante artículo. Para finalizar estas recomendaciones, recuerda que, ante tus dudas, busca ayuda de un experto; es importante pedir apoyo y pienso que es el mejor camino.

Afirmo:
un error no resuelto,
es el sustrato de uno mayor.

¿Crees que tienes más responsabilidades como residente de postgrado de las que deberías? Házmelo saber aquí.

CUATRO

En el ámbito de la salud, un trabajo en equipo es como un **escudo protector** para los pacientes. Colaboremos, comuniquemos y verifiquemos para minimizar errores y brindar el mejor cuidado posible.

Dra. Mónica Susana Chirinos Muñoz

LOS NIÑOS LLORAN POR TODO

Por un fallo en la atención, el cirujano cardiovascular indicó que Sergio, niño de cuatro años de edad, tenía daños irreversibles en su mano y antebrazo. Había que amputarle el brazo.

La tarde de un 11 de febrero, Sergio fue trasladado por su madre a la emergencia pediátrica de un hospital privado por presentar síntomas respiratorios que son comunes de esa edad. La madre de Sergio refirió, preocupada, que todo inició como un proceso respiratorio unos días atrás, acompañado de fiebre, malestar general, congestión nasal y tos. El médico evaluó al paciente que portaba un catéter extrahospitalario, haciendo énfasis en el área respiratoria, y diagnosticó neumonía en pulmón izquierdo. Le indicó exámenes de laboratorio y ordenó la hospitalización del paciente.

Luego de una hora de trámites y espera, Sergio ingresó al servicio de hospitalización de pediatría, donde inmediatamente inició su tratamiento por vía parenteral en catéter que portaba en la mano derecha al momento de su ingreso.

El niño continuó quejándose y llorando constantemente durante la hospitalización, así que la madre avisó a la enfermera de turno en varias ocasiones, y ésta refirió que, como niño, era común que sintiera molestia y se quejara en general.

Posteriormente, luego de cuarenta y ocho horas de evolución hospitalaria, el médico tratante durante la revista médica observó algo inusual y alarmante: la mano derecha y el inicio del antebrazo del paciente tenía una coloración oscura: estaba cianótico[25.] Este era el brazo dónde estaba cateterizada la vía para pasar la medicación parenteral.

---

25 Cianosis: este término se refiere a la coloración azulada de la piel o de la membrana mucosa que generalmente sucede debido a la falta de oxígeno en la sangre.

El médico, preocupado y alarmado, le preguntó a la madre si había notado cambio de color en ese brazo o si el niño se había quejado de dolor en el brazo, ella respondió, sorprendida y con voz ansiosa, que no había notado el cambio de color de la piel, pero sí que el niño se había estado quejando de dolor en el brazo, pero pensó que eso era normal, porque la enfermera así se lo había dicho.

El médico pediatra tratante al observar la cianosis como un signo de alarma, solicitó inmediatamente una interconsulta con un experto en traumatología a fin de realizar valoración del brazo derecho y determinar las posibles causas y tratamiento. Unas ocho horas posterior a la solicitud, un médico traumatólogo evaluó a Sergio, donde evidenció falta de movilidad en el brazo, cianosis y signos de inflamación; consideró que debía ser evaluado por un   cirujano cardiovascular lo más pronto posible para determinar el compromiso vascular del miembro superior derecho.

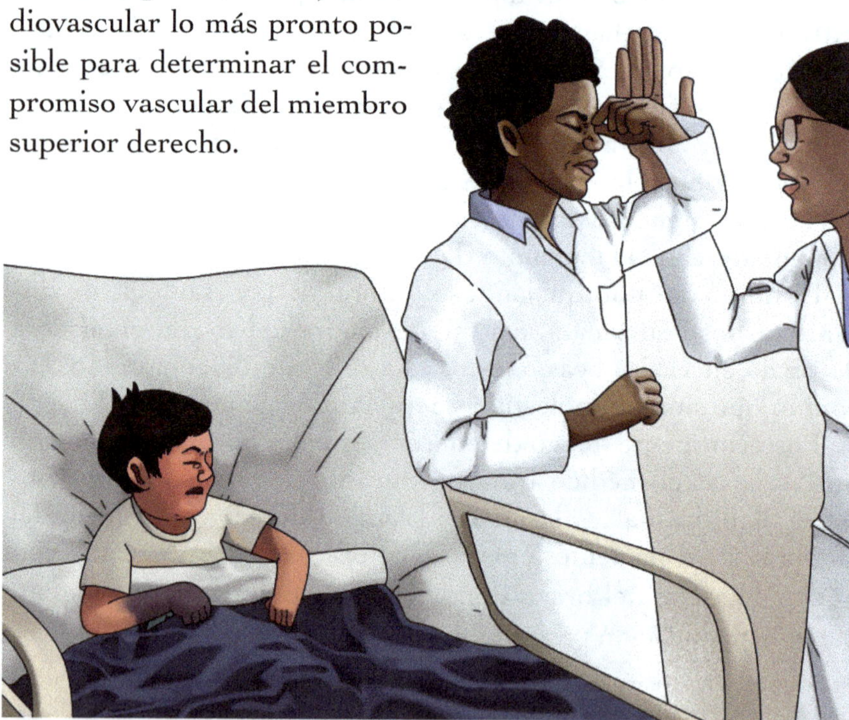

Para ese entonces, en la ciudad donde estaba localizada la institución hospitalaria, no se ofrecía los servicios de cirugía cardiovascular, por tal motivo la administración del hospital decidió realizar las gestiones para movilizar a un experto de la capital del país que realizara la evaluación del niño, debido a que no se lograba determinar la causa del empeoramiento del cuadro. En menos de veinticuatro horas, el cirujano cardiovascular viajó a la localidad para evaluar a Sergio. Luego de la evaluación y de haber realizado una serie de exámenes, estableció el diagnóstico del niño: lesión arterial severa provocada por inyección en la vía arterial de tiopental sódico, usado como anticonvulsivante, lo que provocó una isquemia del miembro superior derecho y, en consecuencia, una necrosis cutánea en mano y antebrazo.

Debido a este evento adverso grave, el director del hospital y los gerentes adjuntos, decidieron investigar realmente lo sucedido y, durante el proceso, descubrieron muchas cosas. Antes de la hospitalización en el centro donde se generó la investigación, Sergio fue atendido previamente en otra institución sanitaria donde le cateterizan de manera accidental la vía arterial. Al ser ingresado en la institución actual, el personal de guardia y sucesivos no se percataron del evento durante esos tres días de hospitalización y se continuó administrando tratamiento a través del catéter que portaba el paciente al ser ingresado.

Cuando Sergio ingresó a la institución sanitaria actual para su hospitalización, nadie, incluso los padres, se percataron de las condiciones de la mano. El personal sanitario no revisó la cateterización que portaba el paciente al ingreso; no prestaron la atención apropiada de qué ocasiona tanta queja, dolor y llanto continuo del paciente y se lo atribuyeron a la condición de la enfermedad respiratoria, por lo cual continuaron administrando el tratamiento en una vía arterial cateterizada en otra institución sanitaria.

La investigación de la gerencia del hospital descubrió que el evento adverso se originó en la otra institución, cuando se cateteriza urgente al niño para administrar medicamentos anticonvulsivantes y antibióticos, ya que presentaba convulsiones. Efectivamente, desde ese momento el niño se quejó de dolor y, sin embargo, el personal de salud y familiares, no le dieron importancia: todos subestimaron la situación de llanto del paciente. En consecuencia, debido a ese evento adverso, Sergio padeció daños irreversibles en mano y antebrazo derecho que generó la indicación inmediata de amputación de parte del miembro superior derecho, hasta el antebrazo. La gerencia de la institución que se percató del evento adverso, asumió responsablemente la intervención quirúrgica de amputación del miembro, los compromisos económicos derivados del pago de tratamiento médico, rehabilitación y las prótesis requeridas por el paciente hasta cumplir la mayoría de edad.

Disección del error

En este caso analizado, el paciente fue un niño de cuatro años que se quejaba, lloraba y padecía varios síntomas en el área respiratoria y dolor en la mano derecha. La comunicación del niño fue subestimada y descalificada dentro de la institución hospitalaria, se le infringió su seguridad en un centro de salud, cuyas defensas fueron vulneradas, y se desencadenó un EA grave.

El modelo del queso suizo nos permite analizar la causa raíz que hace posible que surja el error, además de las actuaciones circunstanciales del personal que influyeron en la consecuente cadena de eventos que materializaron el error. Se tiene entonces la disección del caso de la siguiente manera:

- **Factores organizacionales e institucionales:**

    Hubo ausencia de protocolos en la atención y abordaje del paciente pediátrico en las instituciones involucradas. Es un error subestimar la importancia del diseño, desarrollo e implementación de protocolos de atención, así como también guías de prácticas clínicas. Hubo falta de supervisión y control en las actuaciones médicas y de enfermería. Es necesario recordar que las condiciones de deterioro del brazo derecho del paciente se evidenció posterior a las cuarenta y ocho horas de estar hospitalizado en la segunda institución sanitaria.

- **Fallos por atención centrados en la enfermedad y no en el paciente:**

    Hubo también atención deshumanizada, pues sólo se tomaron en cuenta los síntomas de enfermedad respiratoria, dejando de lado la necesidad y sensibilidad del niño y su condición especial de ser paciente pediátrico. Así mismo, hubo la omisión del examen físico exhaustivo por parte del médico, además de la ausencia de la revisión por parte del personal de enfermería del catéter que portaba el paciente de origen extrahospitalario. De esta manera, comenzó una cadena de sucesos que desencadenaron el evento centinela. Hubo fallo por ausencia de una cultura de seguridad del paciente y por ausencia de un sistema de notificación de eventos adversos dentro de la institución sanitaria en cuestión.

○ **Factores vinculados al entorno del paciente y trabajadores sanitarios:**

El desinterés y la apatía por parte del personal sanitario marcaron este caso. Es importante recordar que el personal de enfermería está principalmente para el cuidado continuo y cumplimiento del tratamiento de los pacientes. El objetivo es que se minimice cualquier complicación, error o daño que pudiera presentarse en su fase de tratamiento y recuperación, lo cual no se cumplió.

○ **Factores asociados a las competencias de los profesionales de la salud:**

No se realizó un examen físico exhaustivo del paciente y no se reconoció una posible situación de alarma. También hubo fallo al no validar la correcta colocación y funcionamiento del catéter.

○ **Factores relacionados a la coordinación y comunicación del equipo de trabajo:**

Hubo ausencia de valoración continua y oportuna

del paciente pediátrico por parte de todo el equipo clínico y falta de atención y valoración de la queja expresada por el paciente.

○ **Factores vinculados al paciente y su familia:**

Se desestimaron las necesidades expresadas por el niño. Todo el entorno del paciente no se valoró, ni se atendió con empatía. Además, también se dejó de lado el derecho y las necesidades de los padres a estar informados de lo que estaba pasando en los procesos clínicos que se sumaron como evento adverso durante la hospitalización del paciente.

○ **Factores vinculados a la actuación de la institución y el equipo de trabajo:**

Se ocultó el error clínico y no se explicó a los familiares la verdadera causa del evento adverso final y también hubo fallo al no plantear en la historia clínica el evento adverso.

A continuación presento de forma esquemática las defensas del sistema de salud que fueron vulneradas en este caso y los fallos que observo como desencadenantes del evento adverso, utilizando el modelo del queso suizo, de Reason:

CASO 4: LOS NIÑOS LLORAN POR TODO

ACTUACIÓN ANTE LA APARICIÓN DEL EVENTO ADVERSO (3A)
GESTIÓN DE LA INFORMACIÓN
FACTORES DEL PACIENTE- FAMILIA
FACTORES DE COORDINACIÓN Y COMUNICACIÓN DEL EQUIPO
COMPETENCIAS DE LOS PROFESIONALES DE LA SALUD
FACTORES DEL ENTORNO
FACTORES ORGANIZACIONALES E INSTITUCIONALES

DAÑO AL PACIENTE

FALLO EN OCULTAR EL ERROR CLÍNICO
FALLO POR NO EXPLICAR A LOS FAMILIARES LA VERDADERA CAUSA DEL EVENTO ADVERSO FINAL
FALLO EN NO PLANTEAR EN LA HISTORIA CLÍNICA EL EVENTO ADVERSO
FALLO EN NO ATENDER Y CONSIDERAR UNA NECESIDAD EXPRESADA POR EL PACIENTE PEDIÁTRICO
FALLO POR LA AUSENCIA DE VALORACIÓN CONTINUA Y OPORTUNA DEL PACIENTE PEDIÁTRICO, POR PARTE DE TODO EL EQUIPO CLÍNICO
FALLO POR FALTA DE ATENCIÓN Y VALORACIÓN DE LA QUEJA EXPRESADA POR EL PACIENTE
FALLO POR AUSENCIA DEL EXAMEN FÍSICO EXHAUSTIVO DEL PACIENTE
FALLO EN NO VALIDAR LA CORRECTA COLOCACIÓN Y FUNCIONAMIENTO DEL CATÉTER
FALLO POR AUSENCIA DE VERIFICACIÓN CONTINUA DEL PACIENTE PEDIÁTRICO Y DE LA CATETERIZACIÓN
FALLO POR AUSENCIA DE EMPATÍA DEL PERSONAL SANITARIO
FALLO POR AUSENCIA DE UN SISTEMA DE NOTIFICACIÓN DE EVENTOS ADVERSOS
FALLO POR AUSENCIA DE PROTOCOLOS EN LA ATENCIÓN Y ABORDAJE AL PACIENTE PEDIÁTRICO
FALLO POR FALTA DE SUPERVISIÓN Y CONTROL EN LAS ACTUACIONES MÉDICAS Y DE ENFERMERÍA
FALLOS POR ATENCIÓN CENTRADOS EN LA ENFERMEDAD Y NO EN EL PACIENTE
FALLO POR AUSENCIA DE UNA CULTURA DE SEGURIDAD DEL PACIENTE

Fuente: Chirinos, Mónica. 2023

Recomendaciones

El análisis de los fallos detectados en el caso deja una serie de recomendaciones que quiero compartir contigo. En primera instancia, la creación de protocolos es importante y quiero acotar que la realización de estos tiene una metodología. La iniciativa o la idea del diseño y la implementación de los mismos no tiene que nacer del director médico, por eso te propongo que los realices con tus compañeros. Desde luego, lo ideal sería que lo haga un experto, pero si no está en la institución donde trabajas ¡animate!, ¡asume el liderazgo y emprende el proyecto para mejorar la atención en salud! Por supuesto, siempre debes contar con el apoyo de las autoridades institucionales del lugar donde trabajas y por aquí te dejo una guía fácil para desarrollar protocolos que pueden ser de mucha utilidad. El anexo II expande esta idea.

Respecto a los factores organizacionales e institucionales, es importante poder comparar las estadísticas locales con las internacionales con el fin de profundizar en el análisis. Según el estudio IBEAS (Prevalencia de Efectos Adversos en Hospitales de Latinoamérica[26]), en Latinoamérica la prevalencia de los eventos adversos por fallos en los cuidados ascienden a 13,27% y la incidencia a 16,24%, cifras que son relativamente altas si las comparamos con estudios europeos como el ENEAS en España que reporta 8,7% en EA de los servicios médicos y que, por su naturaleza, el 56% de ellos pudieron evitarse.

El establecimiento de una cultura de calidad y seguridad del paciente en los centros de salud es una de mis recomendaciones también. El objetivo es fomentarla en las instituciones sanitarias,

---

26 Ministerio de Sanidad y Política Social e Igualdad de España. Organización Mundial de la Salud. Estudio IBEAS: Prevalencia de Efectos Adversos en Hospitales de Latinoamérica. [Internet]. Madrid-España: Organización Mundial de la Salud; 2010. Available from:https://paho.org/%3EINFO...PDFestudio ibeas:prevalencia de efectos adversos en hospitales de latinoamérica.

ya que su ausencia trae repercusiones importantes como el aumento de incidencias de procesos inseguros. Te invito a ver el anexo II para más detalle.

Todos los procesos de atención clínica del paciente deberían enfocarse en la patología y condición clínica del paciente de manera amplia, mirando al individuo como un todo y tomando en cuenta su necesidad y sensibilidad, más cuando se trata de un paciente pediátrico como el del caso discutido.

Por otro lado, el paciente tiene derecho a la innovación, por lo que debe tener acceso a las últimas actualizaciones científicas en cuanto a procedimientos o tecnologías para su tratamiento. Basado en esto, sugiero a nivel gerencial la dotación de equipos con tecnología actualizada, porque actualmente existen dispositivos que hubieran evitado el EA, como son los que funcionan con rayos infrarrojos que detectan las venas de forma más segura y rápida. Aquí te dejo el enlace para más información.

Te propongo humanizar la atención en los centros de salud, porque, más allá de las limitaciones económicas que pueda tener un centro sanitario para atender a un paciente, el núcleo de la atención está en el trato del personal hacia el paciente y no sólo la enfermedad que padece. Todos los trabajadores del centro de salud deben ser propiciadores y potenciadores de esta práctica: médicos, profesionales de enfermería, bioanalistas, nutricionistas, técnicos, odontólogos, porteros y personal administrativo, entre otros.

Respecto a las competencias de los profesionales de la salud, es indispensable para la buena elaboración de la historia clínica de los pacientes, realizar un examen físico minucioso a fin de realizar el o los diagnósticos y la planificación del tratamiento apropiado.

Para la administración de medicamentos y cateterización de vías parenterales, recuerda que se deben toman en cuenta cuatro aspectos básicos con respecto a la búsqueda de la vía más efectiva:

○ Las condiciones del paciente.
○ La patología con la que cursa el paciente.
○ Tipo de medicamento a administrar.
○ La efectividad del fármaco.

Es importante comentar que el personal sanitario puede estar propenso a la cateterización no intencional[27] de una arteria y si el profesional de la salud no se percata, se procede a la administración de medicamentos por esta vía. Esto provocaría malestar inmediato en el paciente y generaría la alarma que debe ser atendida oportunamente, por tanto, recomiendo a todo el personal competente la supervisión y verificación continua y oportuna de la cateterización de la vía parenteral en el paciente.

Es importante, muy importante, que cuando un paciente llega al centro sanitario donde trabajas con una vía cateterizada para la administración de medicamentos, una vía central, sonda o cualquier otro dispositivo, debes, como profesional de la salud, realizar cinco verificaciones básicas:

○ Confirmar que la vía esté bien cateterizada.
○ Que el catéter o sonda esté funcionando correctamente.
○ Que no haya obstrucción.
○ Que el catéter, sonda y vendas estén limpios y el área circundante este sin cambios de color, pues es un signo de alarma.
○ Que el paciente no se queje y no le duela el área que porte el dispositivo, entre otras situaciones.

---

27 Cateterizar una vía parenteral: Cuando se palpa correctamente el área seleccionada para la inserción de un catéter se hace buscando definir las diferencias entre arterias y venas. Las arterias tienen máyor dureza que las venas y esto es debido a la tensión que ejerce la sangre sobre las arterias, las venas están más superficiales y blandas que las arterias.

Viste que el niño del caso presentó una queja recurrente que fue ignorada cuando se trataba de un síntoma de emergencia y de alerta al personal sanitario. Siempre debes estar atento de los factores del paciente y familia y atender cualquier signo de molestia. Como bien dicen: "es mejor prevenir que lamentar".

La reflexión de la situación en el ámbito médico/legal de este caso nos deja como recomendación el dominio de leyes como la que específica los derechos del niño y el adolescente, entre otras; pues, desde mi perspectiva, se cometió descuido y trato negligente por no atender la necesidad del niño, así como también, por no validar la condición de la vía y el tratamiento, además de no valorar ni atender una necesidad que expresaba el paciente mediante el llanto y queja, como la única forma que sabe hacer un niño de esa edad.

Te planteo dos artículos de la convención de los derechos del niño que fueron vulnerados en este caso para tú reflexión:

- El artículo 19, que expresa sobre la protección contra los malos tratos, por descuido y trato negligente, en el que los Estados partes aplicarán medidas de sanción.
- El artículo 24, que expresa el derecho de los niños a disfrutar del más alto nivel posible de salud y el acceso a servicios médicos y de rehabilitación.

Por aquí te facilito una declaración internacional sobre los derechos de los pacientes que me parece importante que tengas en cuenta durante tu práctica clínica.

Respecto a la gestión de la información, hubo el fallo de no escribir en la historia clínica cuando se le administró de forma urgente los anticonvulsivantes. Una historia clínica debe ser exhaustiva; recuerda que es un documento indispensable en el proceso de atención de un paciente.

Te planteo a continuación cinco aspectos fundamentales que debe contener la historia clínica:

- Identificación del paciente.
- Los datos clínicos que justifiquen los actos médicos.
- El diagnóstico y tratamientos.
- Toda la documentación de los resultados de estudios, exámenes.
- El reporte de las consecuencias de cada actuación clínica por la cual ha sido sometido el paciente, sea un procedimiento, una intervención quirúrgica, entre otros.

Es necesario que estés consciente de que la historia clínica también constituye:

- Un documento administrativo porque es insumo para la toma de decisiones de tipo económica y gerencial.
- Un documento médico/legal para demostrar las competencias y diligencias médico/hospitalarias.
- Un documento que recaba la información de la forma y calidad de la atención sanitaria durante el proceso de atención del paciente. Allí se reportan las actuaciones de los profesionales del área sanitaria, utilizando los principios de cuidado, exactitud, ciencia y conocimiento para llegar al diagnóstico preciso y establecer el tratamiento apropiado.
- Además, la historia clínica posee carácter probatorio ante la ley, pues es una forma de prueba por ser considerada como un documento.

Esta descripción te las muestro porque, desafortunadamente, la historia clínica suele ser defectuosa en términos de claridad, legibilidad, inclusive confiabilidad. Por esto, debes tomar consciencia de que un defecto de algunos médicos, es la falta de claridad en su escritura.

La falta de claridad del reporte en la historia clínica es contraproducente:

- Para quién hace lectura e interpretación de los registros.
- Para seguir instrucciones.
- Para efectos de auditorías, es decir, para quienes evalúan o validan la actividad clínica.

Bajo estas condiciones, su lectura se dificulta y crea confusión en lugar de unir y aclarar. Siempre me gusta asemejar las historias clínicas con "piezas de rompecabezas" que representan cada episodio por los que transita el paciente en manos de los diferentes profesionales de la salud. La no realización de la historia clínica y el incumplimiento de datos escasos, te puede acarrear cinco repercusiones éticas y legales básicas, que debes tener en cuenta cuando estés laborando:

- La historia clínica debe ser veráz, el incumplimiento de este requisito puede incurrir en un delito tipificado como de falsedad documental.
- Malpraxis clínico-asistencial por incumplimiento de la normativa legal.
- Defecto de gestión de los servicios clínicos.
- Riesgo de potencial responsabilidad por perjuicios al paciente, a la institución y a la administración.
- Riesgo médico legal objetivo por carencia del elemento de prueba fundamental en reclamaciones por mala praxis médica.

Otro tipo de fallo organizacional/institucional es por ausencia de un sistema de notificación de eventos adversos. Recomiendo en este sentido que sean los sistemas de salud, a través de las organizaciones asistenciales, los que colaboren con sus trabajadores, implementando una cultura de reporte de errores e incidentes. Una manera sencilla de llevarlo a cabo, es facilitando herramientas como la creación de un modo de reportar errores e incidentes de manera voluntaria y anónima con el fin de minimizar fallos.

En contrapartida, los trabajadores se deben comprometer en acoger y nutrir esas estrategias que optimizan la calidad del servicio asistencial, apoyando y participando activamente con los reportes de errores e incidentes. En el caso 3 puedes consultar los sistemas de notificación de eventos adversos.

En cuanto a la actuación ante la aparición del EA recomiendo:

- Una comunicación clara y detallada sobre la ocurrencia del evento adverso.
- Un mejor manejo de esta fase final, debilita la confianza en los profesionales de la salud, en las instituciones, en el sistema sanitario e inclusive en la ciencia y sus avances, que se hacen para el bienestar de la humanidad.

Recuerda que el ocultamiento de la información de lo que realmente sucedió agrava la situación. La gerencia del hospital del caso analizado respondía a personas comprometidas en sus funciones y responsabilidades, ya que una vez detectado el origen del evento adverso, reconocieron institucionalmente el error y procedieron a asumir el compromiso de pagar la prótesis del brazo del niño hasta su adultez.

¿Qué te ha parecido este caso? ¿Te pasó algo similar? Coméntame.

CINCO

La comunicación con el paciente es la llave que abre la puerta hacia la seguridad y la confianza en la atención médica. El paciente involucrado en su cuidado es esencial para prevenir errores y proteger su bienestar.

Dra. Mónica Susana Chirinos Muñoz

NADIE LO PODÍA SABER

El diagnóstico de SIDA en Kathy, una niña de dos años, conmovió a todos en aquella sala. Una transfusión no autorizada marcó la vida de una familia.

Los padres de Kathy, niña de dos años de edad, estaban preocupados, porque durante ese tiempo de vida el crecimiento de la pequeña había sido lento y tórpido; también por la presencia de una **CASO 5** anemia persistente y cuadros infecciosos recurrentes. La falta de respuestas a los diferentes síntomas que presentaba su hija, los llevó a buscar una segunda opinión médica y le consultaron al Dr. Suárez, pediatra, que demostró más suspicacia y experticia médica que los anteriores médicos. Procedió de inmediato a reevaluar el progreso de Kathy, revisando de manera exhaustiva su historia clínica, y observó que la paciente había padecido cuadros febriles y trastornos gastrointestinales recurrentes a lo largo de sus dos años.

Nunca se determinó una causa específica que los desencadenara o algún diagnóstico específico. Este hallazgo orientó al Dr. Suárez a solicitar otros tipos de exámenes de laboratorio con el fin de descartar otros cuadros clínicos menos comunes.

Posterior a esas evaluaciones y paraclínicos, Ángela y Julio, los padres de la niña, acudieron a la consulta médica para, en conjunto con el pediatra, evaluar y discutir los resultados de los exámenes de laboratorio realizados. Finalmente, hubo una respuesta a tanta incertidumbre: los resultados pusieron en evidencia un test positivo al virus de inmunodeficiencia humana. Por supuesto, este resultado alarmó y desconcertó al médico y a los padres de la niña que, con tan solo dos años, tenía tal diagnóstico.

Ante este inusual y lamentable hallazgo, Ángela y Julio fueron sometidos a las pruebas de laboratorio pertinentes para descartar infección por VIH, los cuales arrojaron resultados negativos. Permanecía la incertidumbre de cómo se había contagiado Kathy y tanto el doctor como los padres de la paciente se dispusieron a investigar.

Ángela presentó un embarazo[28] de alto riesgo debido a que desarrolló preeclampsia[29]. Enfocados en la investigación, los padres acudieron al hospital donde nació Kathy y solicitaron a las autoridades de la institución abrir una investigación que se inició con la revisión de las historias clínicas. Durante la revisión, se comprobó que el único momento en que Kathy tuvo una venopunción fué cuando nació. Así mismo se identificó que debido a la situación de riesgo en la que se encontraba Ángela con su embarazo, se decidió hacer una cesárea y se recibió a una bebe pre-termino con un peso de 1 kilo 700 gramos. La bebé fue hospitalizada en la unidad de cuidados intensivos (UCI) de la misma institución hospitalaria en malas condiciones generales y con un cuadro anémico. Entonces, parte del tratamiento según indicaba la historia clínica, consistió en administrar dos unidades de plasma humano. La bebé permaneció siete días hospitalizada con evolución en franca mejoría. Fue egresada de la institución diez días después de su nacimiento.

---

28 La aspirina puede prevenir o retrasar la aparición de la preeclampsia: https://www.youtube.com/watch?v=O0jRbjRcmm4

29 Preeclampsia: complicación que ocurre durante el embarazo, caracterizada por hipertensión arterial y signos de daños en otro sistema de órganos como hígado y riñones.

En vista de los hallazgos encontrados en la historia clínica, la institución hospitalaria buscó determinar dos situaciones:

- Localizar el donante de la sangre de donde se había extraído el plasma que se le suministró a la recién nacida. Luego de varios dias, efectivamente, fue localizado y se confirmó su diagnóstico de VIH positivo desde hacía un año.
- Localizar otros receptores de la sangre donada a fin de corroborar si se encuentran infectados. En este sentido, se determinó que hubo otra persona adulta que recibió transfusión sanguínea de la misma muestra del donante de Kathy y el diagnóstico fue de Anemia falciforme e infección por VIH.

Ángela y Julio se sintieron devastados ante el hallazgo de que su hija fue contagiada de VIH durante un proceso que se supone era seguro dentro del servicio hospitalario.

La directiva del hospital invitó a los padres de la paciente a una reunión junto con un equipo de salud para que explicaran lo ocurrido. El equipo estuvo constituido por: dos médicos especialistas, un profesional de enfermería del área de neonatología y un hematólogo. Se les explicó durante la reunión que el caso de la niña había sido analizado y discutido previamente en una junta médica y se concluyó que la indicación de plasma sanguíneo fue correcta, aunque la paciente no se encontraba en una condición de vida o muerte.

Infirieron que lo ocurrido sucedió, porque el donante de sangre estaba recién infectado por el virus para cuando realizó la donación sanguínea y se encontraba en el período ventana; es decir, su organismo aún no había respondido con la formación de anticuerpos ante la presencia del virus. Por este motivo, el diagnóstico no fue posible a través de las pruebas serológicas que realizó el servicio de banco de sangre.

Ángela y Julio escucharon con atención las explicaciones de los doctores; sin embargo, al finalizar sus argumentos técnicos, la madre expresó con firmeza que nunca se les solicitó el consentimiento para la colocación de plasma a su hija. No les informaron sobre los riesgos ni los beneficios y que, simplemente, no fueron tomados en cuenta. Los padres reclamaron que sentían que se les había vulnerado sus derecho a estar informados y a tomar decisiones sobre las intervenciones médicas en su hija. Consideraron que las actuaciones médicas fueron un acto ilegal y, por tanto, estaban dispuestos a proceder legalmente en contra de la institución y de los profesionales que habían intervenido en la atención de su hija.

Efectivamente, la directiva del hospital aceptó este reclamo enmarcado en la justicia y reconocieron que no se solicitó el consentimiento a los padres de la recién nacida para administrar el hemoderivado. Por tal motivo y bajo el principio de la responsabilidad, la gerencia del hospital reconoció la vulneración de los derechos de los padres de la paciente a ser informados sobre las condiciones y las atenciones inherentes a su hija. En consecuencia, la institución asumió la responsabilidad y se comprometió a dar el tratamiento antiviral que iba a requerir de por vida la niña de dos años.

Kathy, hoy en día, es una adolescente de quince años de edad que guarda en secreto su enfermedad por miedo al rechazo social.

Disección del error

Este caso es un claro ejemplo de un sistema desorganizado e inseguro que carece de blindaje de sus procesos a través de programas de control de calidad, planificación logística y tecnología que garanticen hemoderivados seguros.

La disección del caso la llevo a cabo, observando los criterios del sistema sanitario que presentaron fallas y las represento de la siguiente manera:

- **Factores organizacionales e institucionales:**

  Hubo ausencia de cultura de seguridad del paciente y de sistemas de notificación de errores, por lo cual no se valoraron criterios conocidos y comprobados que mejoraran la seguridad del paciente y minimizarán los riesgos. Se manifiesta en conductas en las que los profesionales de la salud centran su atención en la patología que padece el paciente y sólo hacen un enfoque clínico individualista, lo que le resta amplitud a la evaluación clínica integral y las situaciones que los rodean.

  La ausencia de protocolos clínicos para administrar sangre y hemoderivados por la ausencia de aplicación de protocolos clínicos o por omisión de su implementación fue determinante. No hubo consentimiento informado para administrar sangre o hemoderivados a la recién nacida; además, no contaban con un protocolo que garantizara el correcto tratamiento de la sangre donada que especifica una serie de análisis y valoraciones tales como el tamizaje de enfermedades transmisibles y de obligatorio descarte como son: Hepatitis B, Hepatitis C, VIH, Enfermedad de Chagas, Sífilis y Virus Linfotrópico humano, entre otras.

De acuerdo con la carta europea de los derechos de los pacientes, el médico tratante y el equipo de salud vulneraron el derecho de los padres de Kathy a conocer todo lo que acontece a su hija. Te invito a que revises la carta sobre los derechos de los pacientes que sirve como una brújula a todos los profesionales de la salud y pacientes/familiares, a fin de generar una atención más cercana y respetuosa.

El fallo por omisión de derecho de autonomía a la paciente está vinculado a la bioética que descansa sobre cuatro derechos o pilares fundamentales: la justicia, la beneficencia, la no maleficencia y la autonomía. Este último derecho de autonomía fue vulnerado a pesar de que se encuentra establecido en la Declaración universal sobre bioética y derechos humanos. En este caso, la recién nacida pertenece a un grupo etario especialmente vulnerable ya que tiene reducida su autonomía. Por lo tanto, corresponde a los padres o representantes legales ser informados y dar el consentimiento correspondiente.

Factores vinculados al entorno del paciente y trabajadores sanitarios:

Considero importante que un profesional de la salud debe aplicar, contener y desarrollar habilidades y competencias interpersonales que le permitan interactuar asertivamente con los pacientes y entre otros profesionales de la salud. Estas habilidades son conocidas como competencias blandas entre las cuales se tiene la comunicación asertiva y el manejo de la

situación con los familiares del paciente. El equipo de trabajo del hospital donde nació Kathy demostró carencia de empatía y destrezas comunicacionales para entender que los padres de un recién nacido tienen el derecho de saber y aprobar cualquier tipo de tratamiento que se le administra a su hijo, como es el caso de los productos biológicos tipo plasma.

**○ Factores asociados a las competencias
de los profesionales de la salud:**

Este evento adverso sucedió en el año 2.011 y en aquel entonces ya había evidencia y estaba protocolizado el uso de tecnologías más sensibles en las pruebas serológicas con el fin de reducir el "período de ventana serológica" y lograr la detección del virus VIH, a través de biología molecular, lo cual disminuye el riesgo de contagio por infecciones transmitidas por transfusión (ITT) en general. El equipo médico no demostró tener conocimiento sobre estas pruebas avanzadas y, en consecuencia, no se estaban llevando a cabo. Por lo tanto, las autoridades y los profesionales que allí trabajaban deberían conocer muy bien cómo se está tratando la sangre donada.

Otra carencia de habilidades que se nota en el personal del hospital se relaciona a las competencias y habilidades blandas, como mencioné anteriormente.

**○ Factores relacionados a la coordinación
y comunicación del equipo de trabajo:**

Faltó comunicación entre los integrantes de los servicios involucrados, lo que condujo a una alineación de hechos que desencadenaron el EA de administrar plasma sin el consentimiento debido y sin la certeza de una correcta evaluación del hemoderivado. En este sentido, la unidad de cuidados intensivos junto a su coordinador, el médico intensivista tratante y las enfermeras no se comunicaron con el equipo del servicio de banco de sangre[30], que tampoco preguntó, ni solicitó el consentimiento informado de los padres.

Factores vinculados al paciente y su familia:

○ La atención centrada en la persona quedó completamente relegada en este proceso, ya que omitieron la representación de la paciente pediátrica y de sus padres.

Factores vinculados a la actuación de la
○ **institución y el equipo de trabajo ante la presencia de un evento adverso u error:**

La ausencia de trabajo en equipo y la comunicación ineficiente entre las unidades de servicio, representaron una falta que agravó el error.

Describo de forma gráfica las defensas del sistema de salud que fueron vulneradas en este caso y los fallos que desencadenaron el EA, de acuerdo al modelo del error del queso suizo, según Reason.

---

30 Zou S, Dorsey KA, Notari EP, et al. Prevalence, incidence and residual risk of human immunodeficiency virus and hepatitis C virus infection among United States blood donors since the introduction of nucleic acid testing. Transfusion. 2010;50:1495-504.

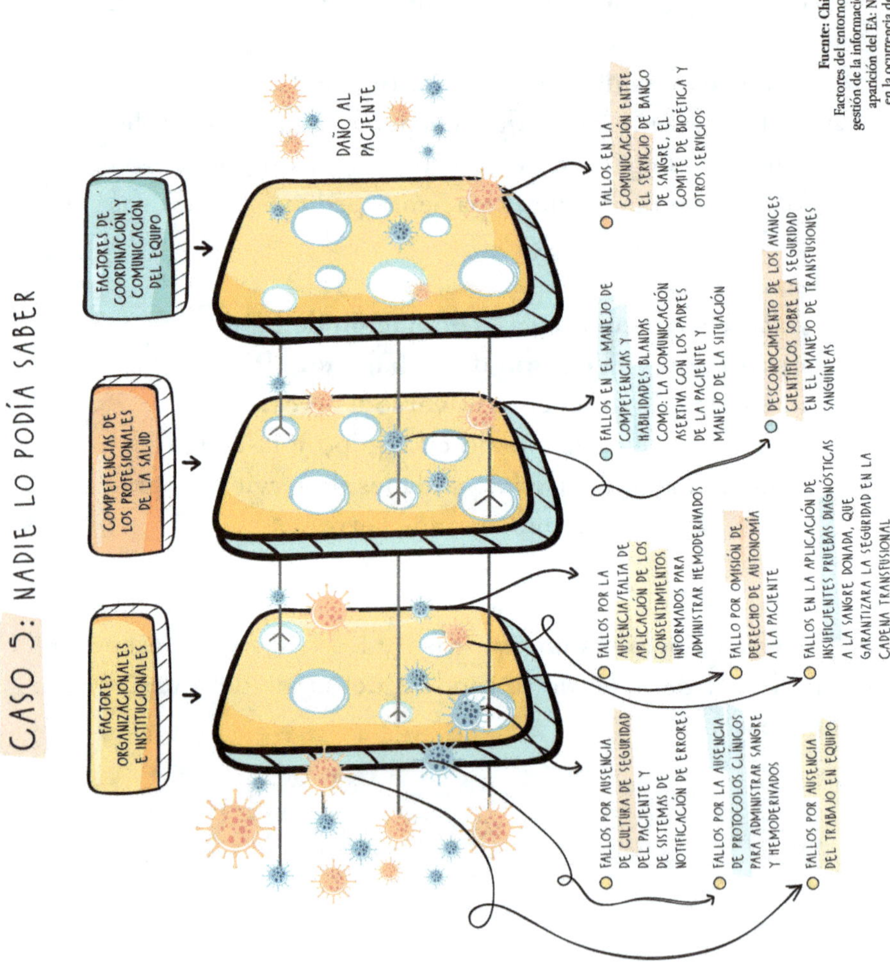

Fuente: Chirinos, Mónica. 2023
Factores del entorno, del paciente-familia, gestión de la información y actuación ante la aparición del EA: No aplica directamente en la ocurrencia de este evento adverso.

Recomendaciones

Se debe tomar en cuenta que el paciente pediátrico tiene padres, tutores o representantes con los cuales hay que conversar, acordar y solicitar autorizaciones correspondientes. Por ello, es importante crear un entorno con una cultura institucional centrada en valores, donde el paciente es lo primordial y que se aplique la frase: "Con él todo, sin él nada", donde la seguridad es el criterio primordial.

Es importante la creación y aplicación de protocolos clínicos para la atención de pacientes pediátricos en estas circunstancias de emergencia (en el anexo III lo podrás ver mejor); también de protocolos de consentimiento informado para administrar sangre o hemoderivados a los recién nacidos.

Tengo que resaltar que el sistema sanitario posee dos opciones para que el personal aplique el protocolo de consentimiento informado, que reflejan trabajar en equipo:

Los médicos tratantes al tomar la decisión de indicar el plasma, deben informar sobre el protocolo de consentimiento y solicitar autorización a los padres del paciente pediátrico.

Otra forma de aplicar el protocolo de consentimiento es a través del servicio de banco de sangre que, antes de administrar hemoderivados, deben exigir el consentimiento informado de los padres. Esto garantiza que la administración de hemoderivados se dé en términos seguros: al paciente correcto, con indicación correcta, de manera pertinente, concertada y aceptada.

En relación a la solicitud de consentimiento informado para la administración de sangre y hemoderivados, te recomiendo que la información contenga siete datos primordiales para generar seguridad y confianza en el paciente/familiares:

- Mantener la atención centrada en el paciente.
- Descripción del procedimiento.

- Descripción sencilla del proceso de pruebas serológicas de la sangre donada/ hemoderivados.
- Las fechas de los procedimientos.
- Los resultados de serologías.
- Los riesgos que involucran.
- Los beneficios de su administración.

Es necesario suministrarle al paciente con claridad la información sobre las reacciones adversas que pueden ocurrir al solicitarle consentimiento informado para administrar transfusiones sanguíneas, como son: dificultad para respirar, fiebre, dolor, escalofríos, náuseas, ictericia, daño renal, trastornos de coagulación, anemia, insuficiencia cardíaca e incluso la muerte.

Una vez que el paciente y los familiares hayan sido debidamente informados y otorgado su consentimiento para dar inicio al tratamiento, debe constar en el expediente de la muestra sanguínea que todos los involucrados tienen la certeza de que el hemoderivado está indicado y aceptado para su administración. Aquí te dejo un ejemplo interesante de consentimiento informado en transfusiones sanguíneas.

Te sugiero la implementación de tres programas de control de calidad, a fin de ofrecer sangre segura:

- Un cribado de calidad garantizada de toda la sangre donada para detectar infecciones transmisibles por transfusión, como: VIH, hepatitis B, hepatitis C y sífilis.
- La realización de pruebas confirmatorias de los resultados de todos los donantes que hayan dado positivo para marcadores de infección.
- La realización de otros procesos básicos genéricos que se deben realizar y quedar establecidos a nivel organizacional.

Son los bancos de sangre los que deben impulsar la creación e implementación de protocolos para la evaluación y administración segura de plasma y deben involucrarse todos los sujetos participantes del proceso. Estos protocolos tienen que realizarse bajo tres premisas, cuyo fin es ayudar a los pacientes para que elijan un tratamiento apropiado, teniendo en cuenta su enfermedad, deseos, valores y creencias:

○ Contar con el consenso de los participantes del proceso.
○ Contar con el apoyo del área de gestión de la calidad de la institución.
○ Todos los profesionales de la salud deben estar actualizados con los nuevos tratamientos, procedimientos o manejos, que permita analizar las opciones disponibles.

Como trabajador en el ámbito sanitario, lo mejor es que estés atento a la situación de omisión del consentimiento informado, pues asumes la responsabilidad de un posible evento adverso evitable. Tal situación involucra cuatro consecuencias en el ámbito médico/legal como es la mala praxis, la negligencia clínica, la pérdida de credibilidad profesional e institucional y hasta una demanda por aplicar un tratamiento no informado.

Además, el incumplimiento del consentimiento informado se puede expresar en términos antiéticos por omisión del principio de autonomía del paciente en diferentes grupos etarios, como es el caso de niños y ancianos que tienen limitada su capacidad para ejercer su autonomía.

La ley orgánica de salud en Venezuela tiene establecido el principio legal de "salvaguardar la vida del paciente", que los médicos pueden aplicar en algunas situaciones en las cuales los pacientes tienen autonomía limitada y pueden fundamentar la omisión de este derecho. Antes de aplicarlo, debes informarte siempre y si no estás en Venezuela puedes aplicar u homologar en las leyes del país donde trabajas.

Basado en todo esto, te recomiendo que bajo ningún concepto te expongas a estas cuatro situaciones riesgosas:

- "Acto heroíco" basado en el ego explícito.
- Deshumanización de la práctica médica, tratando enfermedades y no personas.
- Estar inmerso en un Síndrome de Burnout y seguir laborando.
- Seguir de manera automática una "receta médica" establecida.

Siempre informa al paciente y familiares sobre otras alternativas terapéuticas y sus respectivos efectos secundarios y, en el caso de hemoderivados como el que estamos discutiendo, siempre es bueno estar actualizados con respecto a la evidencias científicas que reconoce su valor terapéutico para el tratamiento de múltiples enfermedades. De hecho, el uso de hemoderivados se promueve ampliamente en el campo médico-científico; sin embargo, también es reconocido que estos productos pueden provocar reacciones adversas graves y transmitir enfermedades infecciosas como las que mencionamos a lo largo de este análisis. Es por ello que la creación de protocolos que garanticen el correcto tratamiento de la sangre donada y que especifique los análisis y valoraciones para descarte de enfermedades transmisibles es muy importante. Quiero destacar en este sentido que la brecha del conocimiento y su acceso que hay entre los países desarrollados y los que están en vías de desarrollo es amplia. Desafortunadamente, en países como Venezuela[31], los sistemas sanitarios

---

31 Chirinos M. Carta Abierta a la Alianza Mundial por la Seguridad del Paciente: Hospitales Mórbidos: Módelo de salud del socialismo del siglo XXI: Caso Venezuela. 2020.

son más vulnerables al error y los pacientes a padecerlos[32]. Por ello, recomiendo que siempre tengas en cuenta las leyes sobre salud en el país donde estudias o trabajas. En la Ley Orgánica de Salud venezolana, en su artículo 6, numeral 8, 9, dispone que toda la sangre y hemoderivados utilizados para transfusiones deben ser analizados para detectar la presencia de agentes infecciosos potencialmente contagiosos que causan SIDA, hepatitis y sífilis. No es posible eliminar completamente el potencial de transmisión de otras enfermedades; sin embargo, el riesgo para el paciente puede minimizarse y para ello es importante la actualización científica continua; además de aplicar, contener y desarrollar habilidades y competencias interpersonales que le permitan al médico interactuar asertivamente con los pacientes y con otros profesionales de la salud.

Los procesos y servicios involucrados deben ser revisados en su totalidad a fin de organizarlos mejor y de que sean más seguros. De esta forma, se crea un blindaje a través de programas de control de calidad, planificación, logística y tecnología que garanticen hemoderivados seguros.

Se debe diseñar un proceso seguro sobre la prescripción y entrega de sangre/hemoderivados, que permita mejorar la comunicación y coordinación entre los servicios asistenciales y el banco de sangre. En tal sentido, te propongo cinco pautas para un protocolo de servicio, entre el banco de sangre y otra unidad clínica:

- La información debe estar homologada entre ambas unidades.
- La prescripción que realiza el médico es necesario que contenga una descripción detallada del caso y la información que justifique la administración de la sangre o hemoderivado.

---

32 Chirinos M, Orrego C, Montoya C, Suñol R. Prevalence and nature of adverse events in hospitals in Venezuela. Invest Clin. 2019;60(4):296–309.

- Debe contener el consentimiento informado y firmado por el paciente, familiares o representantes legales.
- El banco de sangre debe verificar toda la información.
- Posteriormente, el banco de sangre procede a emitir un protocolo de entrega de la sangre o hemoderivado, para la administración al paciente.

Te invito a que participes en el desarrollo de una cultura de seguridad para el paciente, fomentando el trabajo en equipo desde el nivel operativo donde te encuentras; es decir, en línea directa con el paciente donde sucede todo o nada.

Desde la posición de liderazgo y participación en la que te encuentres, te propongo dirigir los cambios con mucha paciencia, participando en las transformaciones y propuestas de mejora que decidas impulsar. Esto te convierte en dinamizador de los avances y no en un obstáculo

Ahora, ¿cómo puedes impulsar estos cambios? A continuación te propongo varias acciones que pueden ayudarte:

- Si estás ocupando un cargo estratégico, te sugiero que localizes a un líder institucional que tenga la disposición de mejorar la calidad y la seguridad dentro de la institución. Organiza a partir de allí un equipo de trabajo para implementar las propuestas que generen apoyo y compromiso en las mejoras de seguridad a nivel institucional.
- Si eres jefe de residentes, mantén tu mente abierta al cambio, a la evolución, a la introducción de nuevos conceptos. Estudia y actualizate sobre el tema de seguridad y genera propuestas a tus equipos de trabajo y a otros líderes institucionales.
- Si eres enfermera, enfermero, residente, médico

especialista, nutricionista, odontólogo, bioanalista, trabajador social, también eres un ente generador de cambios. Apoya las mejoras que otros compañeros quieran impulsar a favor de los pacientes.

- Estudia y aprende sobre temas de calidad de atención e importancia de la seguridad del paciente.
- Opina, participa e involúcrate en toda gestión que contribuya a minimizar los riesgos en tu ámbito laboral.
- Haz consciencia, eres un ente generador de cambio y ¡hazlo!

Les recuerdo a los líderes como tú que integran equipos de trabajo dentro del sistema sanitario, sobre la importancia de crear un nivel de confianza en el cuál todos los profesionales de la salud consideren la notificación de errores como una oportunidad para mejorar y hacer un entorno seguro. Como últimas recomendaciones te invito a ver este interesante video y te exhorto a ser donante voluntario de sangre, de esta manera, estarás aportando a la salud de otros que así lo necesiten.

Por los datos recabados en la investigación, pienso que este evento adverso se pudo haber evitado al solicitar el consentimiento a los padres y brindarles otras opciones terapéuticas, como buscar una segunda opinión y hasta realizar el traslado de la paciente a una institución más confiable. Te dejo estas recomendaciones y propuestas para que reflexiones e internalizar conductas en pro de la mejora de la calidad de la atención.

¿Era inevitable el contagio de la niña? Coméntame.

SEIS

La seguridad del paciente no es una opción, es un compromiso vital que las instituciones de salud deben abrazar para proteger la vida y la confianza de quienes atienden.

Dra. Mónica Susana Chirinos Muñoz

LA DESORGANIZACIÓN: OTRA FORMA DE TRANSMISIÓN DEL SARS CoV-2 (COVID19)

La desesperación de una madre al saber que, sin intención, envenenó a su hijo.

La contingencia que se generó por el COVID-19 aumentó las demandas asistenciales en el hospital universitario, ya que era una emergencia nacional y los casos ascendían rápidamente. Todas las áreas estaban colapsadas y la gerencia del hospital decidió desocupar un área completa para el aislamiento de pacientes contagiados por el virus, unificando los servicios de emergencia de adultos y niños.

CASO 6

Jimmy, un infante de apenas un año de edad, ingresó en esta área de hospitalización congestionada con diagnóstico de neumonía bilateral. El centro de salud no contaba con suficientes recursos para suministrar los medicamentos a todos los pacientes; sin embargo, Jimmy sí los recibió y la familia no tuvo que lidiar con el estrés y la preocupación de buscarlos. De ese modo, Nelsy, la mamá de Jimmy, se concentró en cuidar a su hijo.

Para el momento del suceso, el paciente contaba con tres días de hospitalización y cada mañana el personal del hospital le entregaba a Nelsy la unidosis (todo aquello que va envasado con la cantidad de dosis exacta que corresponde a determinada hora); sin embargo, ese día particularmente la enfermera de guardia le entregó a Nelsy una unidosis en tabletas, que corresponden a la presentación para adultos.

Cuando la enfermera le hizo entrega del medicamento, le dió las instrucciones de diluir completamente la tableta en 5cc de agua y que lo administrara vía oral. La madre del bebé diluyó la tableta y esperó una hora, pues tuvo dudas sobre la cantidad a administrar y le preguntó nuevamente a la enfermera. La enfermera, enfáticamente, le aclaró que debía administrar todo el fármaco vía oral. Además, le hizo entrega de dos tabletas más (correspondiente a dosis de adulto) para la administración de las siguientes dos dosis de ese día.

Nelsy, ya más segura de lo que debía hacer, tomó a Jimmy en sus brazos y le administró la dosis que la enfermera le indicó. Jimmy lloró y rechazó el medicamento; sin embargo, Nelsy logró administrárselo completamente.

Luego de unos quince minutos de la ingestión del fármaco, Jimmy, agitado y lloroso, comenzó a presentar: evacuación líquida, inquietud y llanto intermitente. La madre, angustiada, intentó calmarlo, llevándolo en sus brazos, sin lograr que se tranquilizara; todo lo contrario, empeoró su estado y finalmente convulsionó.

Nelsy de inmediato gritó por ayuda y corrió con el niño en brazos por el pasillo. Otra enfermera de guardia la auxilió al ver el bebé convulsionando, lo acostó en la cama, buscó rápidamente el equipo de emergencias y preparó un anticonvulsivante que administró vía endovenosa; seguidamente llamó al médico de guardia y le colocó oxígeno al paciente.

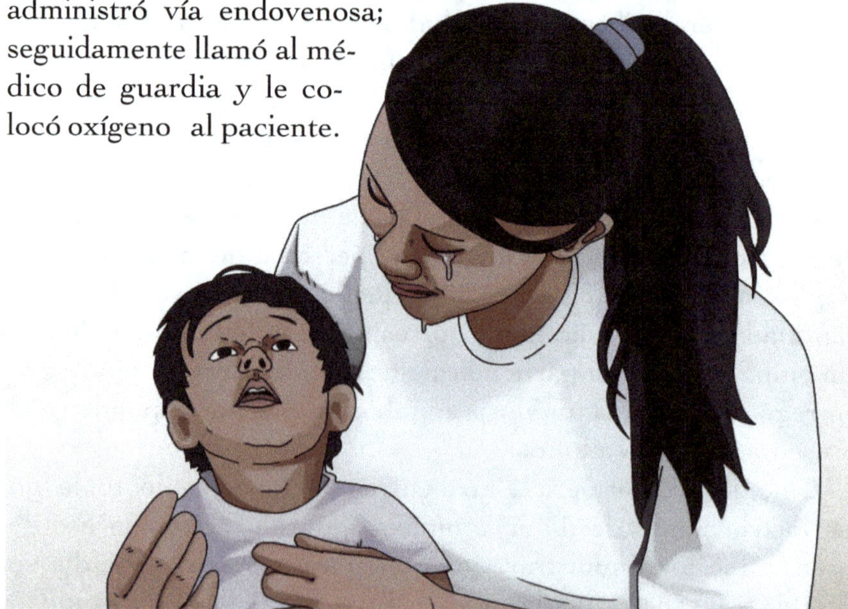

Después de diez minutos aproximadamente, llegó el doctor. Examinó al niño y decidió monitorearlo en la Unidad de Cuidados Intensivos (UCI), mientras definía la causa de la convulsión. Luego de unos treinta minutos el paciente fue transferido a la UCI, allí el médico intensivista analizó la historia clínica de Jimmy y observó que en las órdenes médicas de ingreso del paciente a la sala de hospitalización, se había indicado la presentación y nombre del medicamento en dosificación de adulto. No se especificó las unidades, ni la dosis para uso pediátrico.

Inmediatamente, el médico intensivista en conjunto con la supervisora de enfermería de turno interrogaron a la mamá del paciente quien, angustiada, expresó que todo había ocurrido luego de suministrarle el medicamento. La supervisora de enfermería le solicitó el sobre que le había entregado la primera enfermera y confirmó que contenía dos tabletas con la dosis de medicamento para adultos.

Jimmy fue diagnosticado con intoxicación medicamentosa aguda. Permaneció cuarenta horas en la UCI pediátrica con signos vitales en deterioro, falla renal, falla sistémica y, posteriormente, falleció.

Después de este evento adverso, el caso fué discutido en la comisión técnica del hospital. Una de las acciones fue sancionar a la enfermera que le entregó el medicamento a la mamá de Jimmy. Por otra parte, se dieron instrucciones de que todos los historiales clínicos de los pacientes pediátricos fueran auditados. El resultado fue que de manera recurrente la mayoría de las historias clínicas presentaron órdenes médicas incompletas: no especificaban los nombres de antibióticos, tampoco las dosis en miligramos/kilogramo de peso corporal del paciente, ni la posología completa. En consecuencia, el coordinador de la unidad asistencial de pediatría sólo solicitó la corrección y especificación en las órdenes médicas, sin ninguna otra acotación ni consecuencia.

Disección del error

El propósito particular de este caso es realizar un llamado de atención, ya que es muy importante reconocer y asumir de forma responsable la existencia del riesgo asistencial en sus diferentes niveles; desde la gestión y planificación hasta la práctica clínica asistencial rutinaria, como piezas inherentes al ejercicio clínico. Es evidente la falta de organización y blindaje del diseño que generó las situaciones de riesgos u orificios en el "queso suizo" que se alinearon en este caso y crearon el EA.

Como ya lo he planteado a lo largo del libro, errar es de humanos y pretender que personas como tú o como yo, que nos desenvolvemos en entornos complejos[33] y estresantes, tener buen rendimiento es ilusorio y poco objetivo. La perfección no es factible, por lo tanto, asumir que de ella va a depender la seguridad es inalcanzable. En este sentido, para evitar que los profesionales de la salud esten menos propensos a cometer errores, hay que situarlos en entornos donde los sistemas, los procesos y las tareas estén bien diseñados[34].

La disección del caso, como en los anteriores, se llevó a cabo valorando barreras del sistema sanitario como lonjas de queso suizo y estos fallos se distinguen de la siguiente manera:

Factores organizacionales e institucionales que representan las actuaciones de la gerencia del hospital involucrado:

Unificar los servicios de hospitalización de pacientes adultos y pediátricos en una misma área física fue un error, porque se propició un entorno no sistematizado, desorganizado, inseguro y propenso a errores que no brindó la seguridad necesaria para los pacientes y el personal sanitario que allí trabajaba. Desde luego,

---

33 Systems Approach. In: Patient Safety Network [website]. Rockville (MD): Agency for Healthcare Research and Quality; 2019 (https://psnet.ahrq.gov/primers/primer/21, consultado el 23 de julio de 2019).
34 Leape L. Testimony before the President's Advisory Commission on Consumer Production and Quality in the HealthCare Industry, November 19, 1997.

se podría decir que no había otra alternativa ante la contingencia vivida y estoy de acuerdo, pero para unificar estas áreas de servicio del hospital se debió contar con la planificación adecuada. Se debieron tomar en cuenta las necesidades específicas de cada servicio, lo cual no se hizo por practicidad para amortiguar y controlar el contexto que se vivía y no en las personas (pacientes y personal que laboraba) que requerían seguridad y bienestar.

También se detecta la ausencia de protocolos para la atención segura de pacientes pediátricos y adultos en situación de contingencia. Esto se evidencia al fallar el establecimiento, cumplimiento y seguimiento de los pasos establecidos para administrar medicamentos en situación de contingencia y, por ende, no se tomó en cuenta que la medicación de los pacientes pediátricos requiere de cálculos de dosis de acuerdo al peso corporal del paciente y a la edad principalmente. Adicionalmente, se asignó un recurso humano que desconocía el manejo específico de este tipo de pacientes, aunque esto no justifica lo ocurrido, ya que se conoce desde los primeros años de carrera que la población pediátrica tiene criterios de dosificación diferentes a la adulta. No hubo protocolos de adaptación al proceso de unidosis.

Faltó conocer y evaluar más sobre los riesgos a los que se exponían pacientes y personal sanitario uniendo dos poblaciones tan diferentes que ameritan atención específica.

○ **Factores vinculados al entorno del paciente y trabajadores sanitarios:**

La situación se desarrolló en un entorno de emergencia, desinformación y confusión por la novedad presentada, que activaron múltiples errores latentes y se desencadenó el daño irreversible al paciente del caso.

Ya mencioné que la unificación de los pacientes adultos y pediátricos no se realizó de la mejor manera; y a esto se le sumó la incertidumbre y el estrés generados por la situación de pandemia. Las siguientes situaciones son unas pocas de lo que se vivió durante esta contingencia:

1. Los integrantes de la institución sanitaria estuvieron expuestos a varias demandas del entorno.

2. Se tuvo que lidiar con una patología de la cual se desconocía su evolución clínica.

3. Había pocas opciones de tratamiento.

4. Se solicitó eficiencia y concentración laboral a un personal altamente desinformado, atemorizado y estresado.

5. La demanda de servicio sobrepasó al personal disponible.

6. Presencia de una alta incidencia de pacientes, requiriendo atención sanitaria en un área de servicio unificada y caótica.

○ **Factores asociados a las competencias de los profesionales de la salud:**

La forma en la cual los gerentes del hospital abordaron la unificación del servicio de emergencia no fue la apropiada. También se puede evidenciar que hubo fallas en la indicación médica apropiada, legible y completa de medicamentos, dosis y posología en las historias de los pacientes pediátricos, como el caso aquí descrito donde hubo indicación médica errónea de la dosis del fármaco en la historia clínica.

Respecto a la comunicación y orientación de las enfermeras y médicos hacia los padres y acompañantes de los niños, no fue la más apropiada y careció de empatía, lo cual ya pudiste ver que es vital en cualquier profesional de la salud. Y si bien la enfermera leyó el historial clínico del paciente, debió reconocer que las dosis estaban mal calculadas para un paciente pediátrico y validar de inmediato la orden médica antes de la entrega de la unidosis de medicamentos. Adicionalmente, se reconoce otro fallo que fue el dejar el proceso de administración del fármaco en manos de la madre del paciente, sin entrenamiento ni acompañamiento. El personal de enfermería desatendió su responsabilidad en el proceso de administración del tratamiento y todo esto deja entredicha su capacidad profesional.

○ **Factores relacionados a la coordinación y comunicación del equipo de trabajo:**

El no consensuar y diferenciar entre el personal que atendía pacientes adultos y pacientes pediátricos fue otro desacierto que pudo haberse evadido con una revisión activa y validación de las historias clínicas, como parte de la gestión supervisora a nivel médico y de enfermería. A esto añadimos la falta de atención y competencias de los médicos y los profesionales de la enfermería que realizaban las órdenes médicas, las actualizaban, las revisaban y las cumplían de manera recurrente y automática, sin percatarse del error.

Por último, debo resaltar la falta en la comunicación y orientación de las enfermeras y médicos en relación con la madre del paciente. Corresponde a los profesionales de la salud transferir los conocimientos y las habilidades para que el usuario sea capaz de escoger entre las opciones que tiene al alcance y actuar en consecuencia.

○ **Factores vinculados al paciente y sus familia:**

No sé puede considerar competente para administrar un medicamento delicado y sin supervisión a una persona cuyos conocimientos sobre los riesgos asistenciales son limitados y que tampoco tiene el entrenamiento adecuado sobre el autocuidado, como es el caso de la madre del niño. Todos estos podrían ser factores subyacentes que condujeron al error, más aún cuando el criterio de las madres de los pacientes se ve comprometido, en la mayoría de los casos, por el miedo, la ansiedad y el estrés, lo cual limita su objetividad. Esto lleva a un bajo empoderamiento como protectoras de los menores y no cuestionan los procedimientos, aunque tengan dudas.

○ **Factores vinculados a la actuación de la institución y el equipo de trabajo ante la presencia de un evento adverso u error:**

Cuando se investigó, se descubrieron situaciones irregulares en las órdenes médicas, pues contenían escritura incompleta, poco clara y específica de la indicación del fármaco, dosis pediátrica inadecuada, uso de abreviaturas, indicación del fármaco sin dosis y posología inapropiada que, a su vez, se repitieron en varias historias clínicas del servicio unificado, lo que demuestra la falta de observación, supervisión, atención y conocimiento.

Los fallos en las competencias de los profesionales comprometieron la calidad de la atención, la credibilidad del profesional y la reputación propia e imagen institucional. Aquí se observa de manera clara la relación tan estrecha que existe entre un sistema con entorno seguro, blindado y eficiente vinculado con las competencias de los profesionales que allí laboran.

Por otro lado, las autoridades no aplicaron cambios en los procesos que se demostraron eran ineficientes, lo cual pudo haber limitado y minimizado la posibilidad de recurrencia de eventos adversos, como, por ejemplo, una breve capacitación del capital humano para abordar nuevos pacientes en medio de la unificación de las dos poblaciones de pacientes.

La descripción gráfica de las defensas del sistema de salud que fueron vulneradas en este caso y los fallos que desencadenaron el evento adverso se muestran a continuación, según el modelo de error de Reason que ya conocemos.

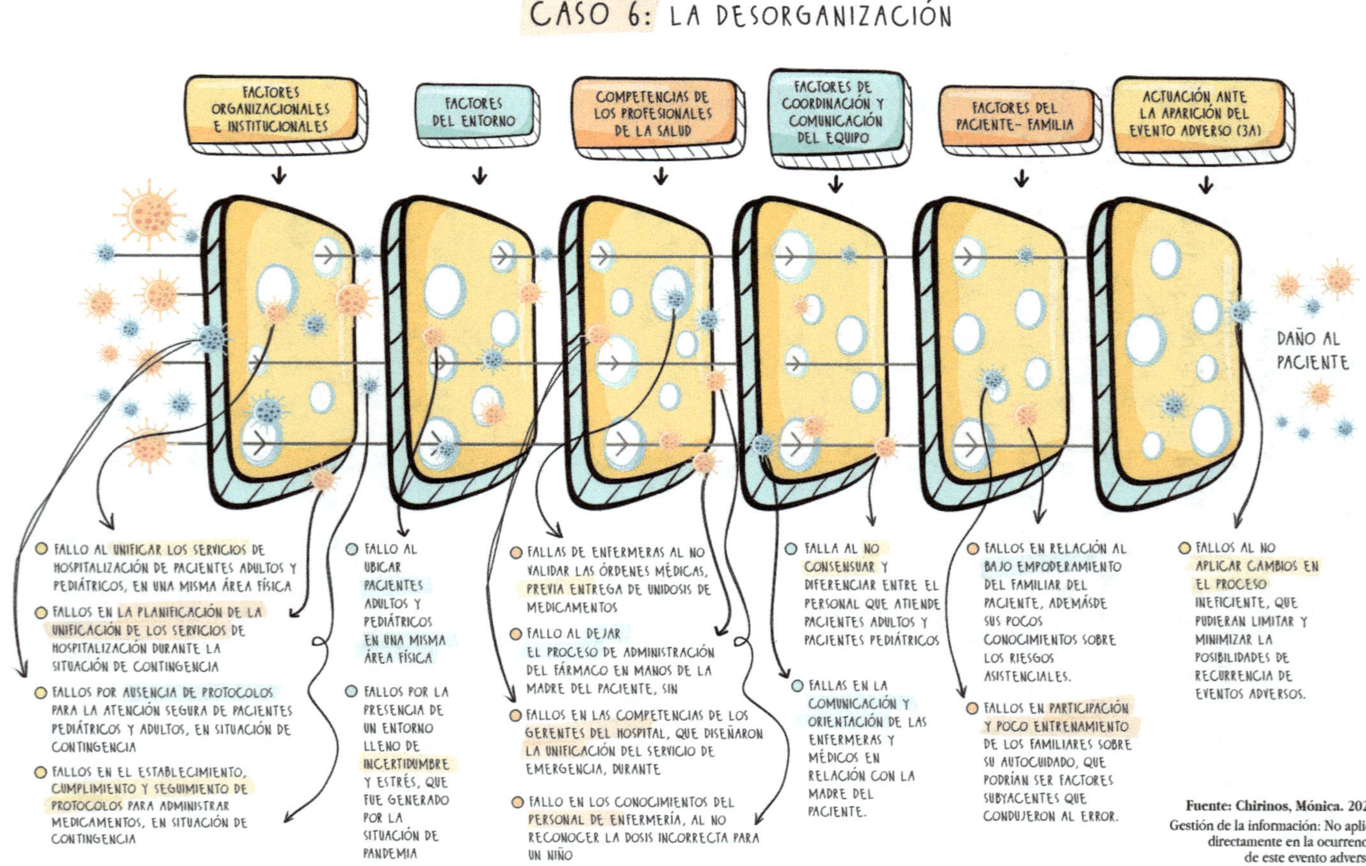

CASO 6: LA DESORGANIZACIÓN
FACTORES ORGANIZACIONALES E INSTITUCIONALES
FACTORES DEL ENTORNO
COMPETENCIAS DE LOS PROFESIONALES DE LA SALUD
FACTORES DE COORDINACIÓN Y COMUNICACIÓN DEL EQUIPO
FACTORES DEL PACIENTE - FAMILIA
ACTUACIÓN ANTE LA APARICIÓN DEL EVENTO ADVERSO (3A)
DAÑO AL PACIENTE
FALLO AL UNIFICAR LOS SERVICIOS DE HOSPITALIZACIÓN DE PACIENTES ADULTOS Y PEDIÁTRICOS, EN UNA MISMA ÁREA FÍSICA
FALLOS EN LA PLANIFICACIÓN DE LA UNIFICACIÓN DE LOS SERVICIOS DE HOSPITALIZACIÓN DURANTE LA SITUACIÓN DE CONTINGENCIA
FALLOS POR AUSENCIA DE PROTOCOLOS PARA LA ATENCIÓN SEGURA DE PACIENTES PEDIÁTRICOS Y ADULTOS, EN SITUACIÓN DE CONTINGENCIA
FALLOS EN EL ESTABLECIMIENTO, CUMPLIMIENTO Y SEGUIMIENTO DE PROTOCOLOS PARA ADMINISTRAR MEDICAMENTOS, EN SITUACIÓN DE CONTINGENCIA
FALLO AL UBICAR PACIENTES ADULTOS Y PEDIÁTRICOS EN UNA MISMA ÁREA FÍSICA
FALLOS POR LA PRESENCIA DE UN ENTORNO LLENO DE INCERTIDUMBRE Y ESTRÉS, QUE FUE GENERADO POR LA SITUACIÓN DE PANDEMIA
FALLAS DE ENFERMERAS AL NO VALIDAR LAS ÓRDENES MÉDICAS, PREVIA ENTREGA DE UNIDOSIS DE MEDICAMENTOS
FALLO AL DEJAR EL PROCESO DE ADMINISTRACIÓN DEL FÁRMACO EN MANOS DE LA MADRE DEL PACIENTE, SIN
FALLOS EN LAS COMPETENCIAS DE LOS GERENTES DEL HOSPITAL, QUE DISEÑARON LA UNIFICACIÓN DEL SERVICIO DE EMERGENCIA, DURANTE
FALLO EN LOS CONOCIMIENTOS DEL PERSONAL DE ENFERMERÍA, AL NO RECONOCER LA DOSIS INCORRECTA PARA UN NIÑO
FALLA AL NO CONSENSUAR Y DIFERENCIAR ENTRE EL PERSONAL QUE ATIENDE PACIENTES ADULTOS Y PACIENTES PEDIÁTRICOS
FALLAS EN LA COMUNICACIÓN Y ORIENTACIÓN DE LAS ENFERMERAS Y MÉDICOS EN RELACIÓN CON LA MADRE DEL PACIENTE.
FALLOS EN RELACIÓN AL BAJO EMPODERAMIENTO DEL FAMILIAR DEL PACIENTE, ADEMÁS DE SUS POCOS CONOCIMIENTOS SOBRE LOS RIESGOS ASISTENCIALES.
FALLOS EN PARTICIPACIÓN Y POCO ENTRENAMIENTO DE LOS FAMILIARES SOBRE SU AUTOCUIDADO, QUE PODRÍAN SER FACTORES SUBYACENTES QUE CONDUJERON AL ERROR.
FALLOS AL NO APLICAR CAMBIOS EN EL PROCESO INEFICIENTE, QUE PUDIERAN LIMITAR Y MINIMIZAR LA POSIBILIDADES DE RECURRENCIA DE EVENTOS ADVERSOS.
Fuente: Chirinos, Mónica. 2023 Gestión de la información: No aplica directamente en la ocurrencia de este evento adverso.

Recomendaciones

Uno de los factores vitales que deben tener en cuenta pacientes y personal sanitario son los riesgos a los que se exponen al requerir unir dos poblaciones tan diferentes que ameritan atención específica. Las dosificaciones de la medicación de los pacientes pediátricos requieren siempre de cálculos basados en el peso corporal del niño y la edad, muy diferente a los adultos; por lo cual, el recurso humano asignado a esta atención debe estar entrenado en el manejo específico de cada población. Basado en esto, considero que ante las contingencias las autoridades deben centrarse en evaluar y mejorar los sistemas sanitarios, lo cual permitirá mejorar la eficiencia de los procesos ya existentes y blindarlos. Facilitar estas mejoras debe ser el estandarte de las autoridades con la corresponsabilidad cooperativa de sus integrantes, buscando siempre educarlos y crear conciencia sobre una cultura de seguridad sanitaria.

Este tipo de planificación y protocolos deben ser creados por las autoridades por razones de contingencias, involucrando siempre al personal que, como tú, está en áreas operativas de servicio; es decir, contar con los dueños del proceso ya que esto permitirá tener una visión más amplia y acertada de la situación.

Se deben crear protocolos específicos para implementar medidas durante una contingencia, como pueden ser protocolos de adaptación al proceso de unidosis en esta situación de aglomeración forzosa de los pacientes. Esto permitirá disminuir riesgos u orificios en el queso suizo y blindará los procesos y a la organización, lo cual evitará que se alineen situaciones que puedan crear un EA.

Cuando reconozcas este tipo de entorno confusos, inmersos en alguna contingencia sanitaria, te recomiendo que no te adaptes ni te acostumbres. Siempre tienes que mantenerte alerta y observar los procesos asistenciales de forma analítica y preventiva; sólo así podrás promover cambios cónsonos a la situación y se tendrán equipos de trabajo en sintonía con tú seguridad y la del paciente para no cometer errores prevenibles.

Debes tener presente que existen competencias y herramientas en todos los procesos sanitarios que es necesario reconocer dentro del entorno laboral y observar que no todo gira en torno al médico. Cada actor del sistema tiene su rol fundamental que debe asumir con integridad y responsabilidad para que toda la institución y sus procesos funcionen eficientemente.

Los factores humanos como la fatiga, el estrés, las malas condiciones de trabajo o la escasez de personal e insumos, tienen que ser tomados en cuenta para la planificación de protocolos y procesos sobre: prescripción, almacenamiento, preparación, dispensación, administración y control de fármacos. En este sentido, mi recomendación es que para evitar que los profesionales de la salud esten menos propensos a cometer errores, hay que situarlos en entornos donde los sistemas, los procesos y las tareas estén bien diseñados[35]. Una supervisión más activa y un control durante una situación de incertidumbre y contingencia es de extrema importancia.

Lo que ocurrió en este caso demuestra la imperante necesidad de realizar evaluaciones o auditorías periódicas de historias clínicas como parte de la gestión supervisora a nivel médico y de enfermería, ya que no solo mostraron y la falta de atención y competencias a la hora de realizar y actualizar las órdenes médicas; ignoraron su ojo crítico a la hora de revisarlas, y las cumplían de manera recurrente y automática, sin percatarse del error. Si te ves en una situación como esta, mi consejo es que verifiques que las órdenes médicas estén escritas de forma legible y completa, con la indicación del fármaco en las dosis y

---

35 Leape L. Testimony before the President's Advisory Commission on Consumer Production and Quality in the HealthCare Industry, November 19, 1997.

posología adecuada y firmada correctamente por el responsable. También debes descartar el uso de abreviaturas y recordar colocar la fecha de actualización.

Es esencial empoderar a los padres de los pacientes y escucharlos, ya que esto facilita la transferencia de información y manejo intrahospitalario por parte del profesional de la salud. De igual forma, se les debe explicar la forma adecuada administrar el medicamento indicado en caso de ser necesario, contemplando los procesos de dilución del fármaco para conseguir la dosis correcta, la vía de administración y darles el acompañamiento necesario para validar la buena práctica y evitar problemas futuros. Es una simple transferencia de conocimiento y habilidades para que el usuario sea capaz de escoger entre las opciones que tiene al alcance y actuar en consecuencia.

Uno de los factores que considero trascendente es la forma cómo responden y actúan los pacientes, los profesionales de la salud y las instituciones asistenciales ante la aparición de un EA o daño que se le ocasiona a un paciente derivado de un error. Como profesional de la salud, es básico que adquieras una cultura de aprendizaje a partir del error para que consigas crear un entorno laboral más seguro, generando bienestar al paciente y a todos los involucrados en el sistema sanitario. Te propongo aquí cuatro actuaciones con visión positiva a nivel individual e institucional, ante la emergencia de un EA:

- Mirar el evento como una oportunidad de mejora.
- Modificar las actuaciones del entorno y hacer correctivos.
- Direccionar las actuaciones hacia la optimización de los procesos.
- Superar la adversidad y asumir una etapa de resiliencia individual e institucional.

La importancia y la aplicación de la gestión por procesos es muy importante, aunque otros lo consideren secundario, ya que te permitirá observar y planificar seis aristas de la situación planteada:

- Visualización de cada etapa/fase del proceso.
- Identificación de lo que funciona.
- Visualización de las oportunidades de mejora.
- Descubrimiento de fallas.
- Evaluación de riesgos.
- Descarte de lo que dejó de ser viable en el proceso.

Te sugiero un ejemplo en gestión por procesos en el área quirúrgica, si te interesa este campo, como es la lista de verificación de  la seguridad quirúrgica, que es una herramienta que ha demostrado ser efectiva y que muestra una visión del proceso para la disminución de riesgos y errores antes, durante y después de la cirugía.

Adicionalmente, te recomiendo la implementación de tres actividades permanentes que generen un proceso de garantía de calidad asistencial en los servicios de sanitarios de emergencia, observación y hospitalización:

- Validación periódica de las historias clínicas.
- Verificación cotidiana de que las órdenes médicas estén correctamente indicadas.
- Supervisión continua del cumplimiento oportuno del tratamiento.

El establecimiento de un tipo de personal responsable para realizar auditorías periódicas de las historias clínicas y de los procesos establecidos para la atención de pacientes durante una etapa de contingencia es responsabilidad de las autoridades de la institución, siempre con la visión de prevención y seguridad de todos los integrantes del sistema.

También es de gran importancia la actualización continua y el entrenamiento oportuno de procedimientos y avances científicos a todo el personal sanitario. La corresponsabilidad es propia e institucional, por lo tanto, te sugiero que solicites los entrenamientos que consideres fundamentales con la finalidad de optimizar el servicio de calidad y la seguridad. Es responsabilidad dentro de tus competencias profesionales: estudiar, actualizarte, certificarte en cursos, talleres o algún estudio específico que sea pertinente; también es válido buscar la asesoría de alguien con más experiencia, sin miedo y con la certeza de que es el mejor paso que puedes dar para avanzar en el proceso asistencial, sin hacer daño, como ya vimos en uno de los casos anteriores.

Los EA, desde el punto de vista epidemiológico, son diferentes entre adultos y niños, por tal motivo, es fundamental que tengas el conocimiento de su incidencia y los tipos de EA que se pueden presentar durante el proceso de hospitalización de un niño, de tal forma que puedas colaborar y avanzar en el establecimiento institucional de estrategias que promuevan la seguridad del paciente pediátrico[36].

Las estadísticas de fallos y EA son datos a tener en cuenta y que puedes usar para mantenerte alerta en la propuesta, elaboración e implementación de nuevos procesos más seguros. Te facilito algunas de estas estadísticas: los errores en los pacientes pediátricos hospitalizados, según la literatura[37], se consideran que representan 12.91 de EA por cada 1000 altas hospitalarias en edades comprendidas entre el nacimiento y los quince años de edad. En estos estudios[38], el 19% de los

---

36 J. Requena, et al.Seguridad clínica de los pacientes durante la hospitalización en pediatría.Rev Calid Asist., 26 (2011), pp. 353-358.

37 M.S. Leonard. Patient safety and quality improvement: medical errors and adverse events.Pediatr Rev., 31 (2010), pp. 151-158

38 C.P. Landrigan.The safety of inpatient pediatrics: preventing medical errors and injuries hmong hospitalized children. Pediatr Clin North Am., 52 (2005), pp. 979-993

EA[39] encontrados fueron principalmente errores en la medicación y se consideraron evitables. Un análisis en las Unidades de Cuidados Intensivos Neonatales (UCIN) de la Vermont Oxford Network40, reveló que el 47% de los errores involucra a los medicamentos, el 11% se debieron a la identificación errónea de pacientes, el 7% fue debido a retrasos o errores diagnósticos y el 14% fueron errores en la administración o método utilizado en el tratamiento.

Considero que el mayor reto que hace tan vulnerables a los niños es ser una población con la menor capacidad de reconocer o comunicar una situación de riesgo o error. Por lo tanto, en definitiva, se precisa de mayores medidas de seguridad y especificidad en la toma de decisiones sobre este grupo etario. Por dicho motivo, te sugiero informarte sobre lo que dijo la Asociación Americana de Pediatría (AAP) en publicación del año 2.019. Allí se muestra una serie de recomendaciones para garantizar un enfoque integral y facilitar de forma más eficiente los cambios que se ameritan hacia una mejor y mayor seguridad asistencial. Estas recomendaciones se basan en tres grandes criterios:

- El primero está orientado a la creación de conciencia y mejora del conocimiento práctico de los problemas de seguridad del paciente pediátrico, así como las mejoras de las prácticas en toda la comunidad pediátrica, aquí se incluye la educación y el entrenamiento sobre los riesgos y cómo minimizarlos al fomentar la participación en reuniones y conferencias sobre seguridad del paciente, la creación de una cultura de seguridad con el trabajo en equipo y la implementa-

---

39 P.J. Sharek, D. Classen.The incidence of adverse events and medical error in pediatrics. Pediatr Clin North Am., 53 (2006), pp. 1067-1077

40 G. Suresh, J.D. Hobart, P. Plsek, et al.Voluntary anonymous reporting of medical errors for neonatal intensive care. Pediatrics. 113 (2004), pp. 1609-1618. Medlin.

ción y el uso de protocolos en todos los ámbitos de la atención, entre otros.

- El segundo está orientado al uso de información sobre riesgos específicos para la seguridad del paciente pediátrico. En este criterio se incluye el desarrollo de reportes de errores, la fomentación del liderazgo, la involucración de la familia en el proceso de atención como aliado para la seguridad, la educación a los representantes o padres y la mejora de la comunicación institucional con los usuarios.

  Considero que el mayor potencial para reducir los errores es mejorar la comunicación entre los proveedores del servicio médico y los padres, y entre los farmacéuticos y los padres.

  Siempre debe existir la disposición de los médicos, las enfermeras o cualquier otro profesional de la salud a manifestar a los padres o representantes para atender y escuchar cualquier inquietud que tengan; es un factor que considero fundamental.

- Por último, el tercer criterio está enfocado a la adherencia a las mejores prácticas comprobadas para optimizar la seguridad del paciente pediátrico.

El llamado continúa, existe mucha información en la literatura sobre múltiples estrategias para minimizar los errores y la formación de equipos de trabajo orientados a proteger al paciente de los múltiples riesgos. Es casi que elemental el facilitar la cimentación de una cultura de seguridad del paciente, por tanto, recuerda que tu eres un agente de cambio y a la vez eres un factor protector del sistema.

¿Qué te pareció este caso? Cuéntame,
¿Agregarías algo para evitar que este tipo de casos sucedan?

La conciencia del riesgo en la atención médica es la brújula que guía a los profesionales hacia un cuidado más seguro, donde la responsabilidad se traduce en confianza y bienestar para el paciente.

Dra. Mónica Susana Chirinos Muñoz

UN CORTE EN EL SITIO EQUIVOCADO

Minerva fue condenada a diálisis para toda su vida: un corte en el sitio equivocado fue la causa de este incidente.

Minerva es una paciente que ingresó a un hospital materno infantil privado para realizarse una histerectomía parcial. Esa mañana se encontraba muy ansiosa, como era de esperarse, y a las

CASO 7

7:00 a.m., ingresó al pabellón quirúrgico, donde se cumplieron los protocolos indicados para su cirugía y se le realizó el procedimiento exitosamente, según los médicos.

Unas ocho horas posteriores a la intervención, en el área de postoperatorio una enfermera observó que la paciente presentaba los siguientes síntomas: aumento de tamaño abdominal, palidez generalizada, anuria y anasarca, que se incrementaron a lo largo de las veinticuatro horas de postoperatorio; por tal motivo su médico tratante la refirió y trasladó desde el área postoperatoria a la unidad de nefrología[40] de la misma institución para profundizar su evaluación clínica.

Allí el nefrólogo la examinó y determinó que requería diálisis urgente. En ese momento, la paciente se aproximó a un estado crítico al presentar dificultad respiratoria que requirió asistencia de soporte ventilatorio. El nefrólogo en conjunto con el cirujano decidieron colocar un catéter venoso central de alto flujo para realizar hemodiálisis urgente.

Una vez que la paciente mejoró clínicamente, pasadas las cua-

---

40 Nefrología: especialidad médica que estudia el funcionamiento renal.

renta y ocho horas, los cirujanos se dispusieron a hacer una revisión exhaustiva de la historia clínica en busca de algún indicio que determinara la causa de la falla renal. Analizaron y compararon con mucho detenimiento los ecogramas abdomino-pélvico que se le realizaron, previo a su ingreso hospitalario y posterior a la intervención, debido al cuadro renal que presentó.

Los médicos observaron que los dos uréteres se encontraban unidos entre sí. Esto supuso que durante el acto quirúrgico, sin intención, estos fueron seccionados y luego unidos; en consecuencia, los uréteres no podían transportar la orina desde los riñones a la vejiga. Los riñones estaban haciendo su trabajo pero los desechos eran expulsados del riñón a la cavidad abdominal. Este evento adverso se denomina ligadura ureteral iatrogénica.

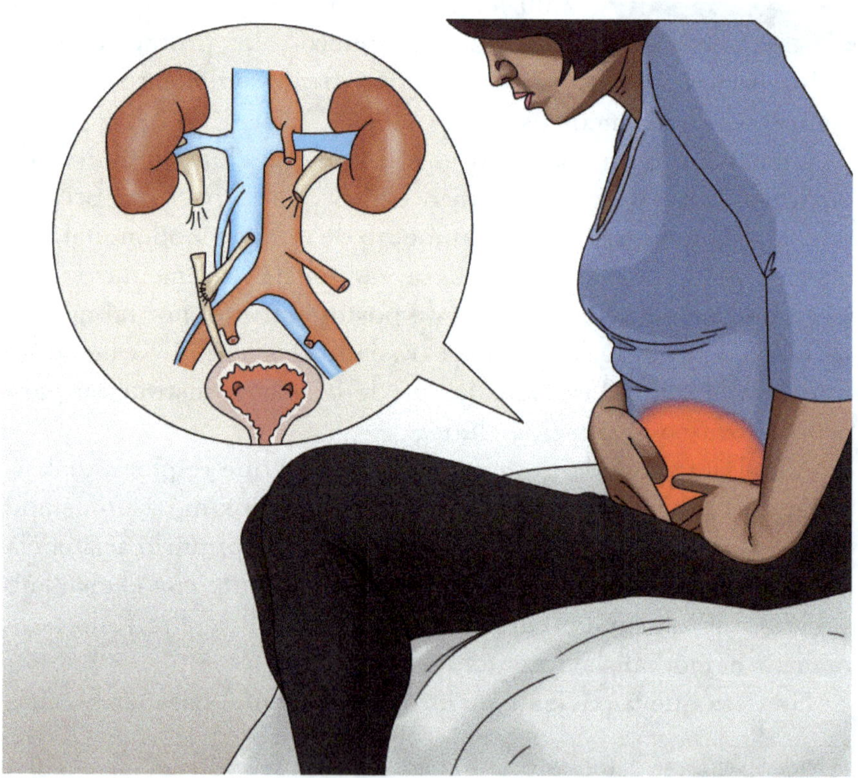

La determinación de la ocurrencia de este evento adverso ameritó la valoración urgente por un especialista en urología[41] y se gestionó su traslado rápido al centro hospitalario. Luego de la revisión de la paciente, indicó la colocación de un catéter doble J[42] para garantizar el flujo correcto de la orina desde los riñones hasta la vejiga; sin embargo, en el caso de Minerva no se obtuvieron buenos resultados, pues el tipo de corte que habían realizado en los uréteres impedía la posibilidad de mantener en su lugar el catéter.

El daño causado era irreversible.

Posteriormente, el nefrólogo y urólogo evaluaron el caso en conjunto y concluyeron que no podían mejorar la situación de la paciente y que debía realizar diálisis de por vida.

Minerva se recuperó y fue de alta, pero, desafortunadamente, debe realizarse diálisis permanentemente por un error grave que pudo haberse evitado.

---

41 Urología: especialidad médica que estudia las vías urinarias.
42 Catéter doble J:Este es una sonda o tubo flexible, de calibre muy fino que se introduce en el interior de los uréteres o en su lugar.

Disección del error

Este caso es una muestra de la vulnerabilidad a la que se exponen los pacientes en las instituciones y, como he hecho a lo largo del libro, la disección del caso la llevo a cabo observando los criterios en el diseño del sistema sanitario que fueron vulneradas y que representan las "rebanadas del queso suizo", como sigue a continuación:

- **Factores organizacionales e institucionales:**

  No hubo un establecimiento de protocolos de atención que pudieran servir de guía y consulta para centrar la atención en puntos críticos. La posibilidad de la ocurrencia de este error se hubiera minimizado al tener conocimiento claro del protocolo y las competencias profesionales fortalecidas para cirugías de este tipo y validando sus puntos críticos previo la intervención, con especial atención en la sutura de los uréteres.

- **Factores vinculados al entorno del paciente y trabajadores sanitarios:**

  Estos factores no se aplican directamente en la ocurrencia del EA del caso en estudio.

- **Factores asociados a las competencias de los profesionales de la salud:**

  Los profesionales que llevaron a cabo la cirugía mostraron una deficiencia de conocimiento de la anatomía del órgano que estaba siendo intervenido y de los puntos críticos, relacionados tal vez con la poca experiencia quirúrgica y desconocimiento del proceso; estos son criterios esenciales que pueden minimizar o aumentar la probabilidad de la ocurrencia de errores de este tipo.

○ **Factores relacionados a la coordinación y comunicación del equipo de trabajo:**

La interacción del rol de cada miembro del equipo falló, ya que siempre deben estar atentos y trabajando en consonancia con los riesgos quirúrgicos comunes en este tipo de intervención.

○ **Factores vinculados al paciente y sus familia:**

Estos factores no se aplican directamente en la ocurrencia del EA del caso en estudio.

○ **Factores vinculados a la actuación de la institución y el equipo de trabajo ante la presencia de un evento adverso u error:**

No se válido la integridad de las vías urinarias, haciendo diagnóstico intraoperatorio del catéter ureteral lesionado por cistostomía[43] o cistoscopia, que pudo descartar o corroborar el evento adverso, lo cual puso haber evitado el estado uremico.

Este tipo de errores durante una cirugía abdominal o pélvica tiene una alta incidencia estadística; aun así, no actuaron pensando en la posibilidad de la ocurrencia de un fallo tan terrible que marcó la vida de la paciente. Este EA, denominado trauma yatrógeno de uréter, es una complicación que se presenta en un promedio entre el 0,05% y el 30% de las cirugías abdominales o

---

43   Traumas   urologicos:/https://www.aeu.es/UserFiles/18-GUIA CLINICA SOBRE TRAUMATISMOS UROLOGICOS.pdf

pélvicas; en las cirugías ginecológicas sucede entre el 52% y el 75% de los casos y en el caso de histerectomía abdominal con o sin salpingectomía, ocurre entre el 10% y el 30%.

Esto se debe a que en su tercio inferior, el uréter está más relacionado por vecindad con las estructuras u órganos en los que se realizan este tipo de cirugías. Las causas más frecuentes son las ginecológicas, seguida de la cirugía del colon y vascular. La literatura[44] también plantea soluciones quirúrgicas; sin embargo, no todos los casos se pueden recuperar o revertir.

Te presento a continuación las defensas del sistema de salud que fueron vulneradas en este caso y los fallos desencadenantes del evento adverso de forma gráfica, utilizando el modelo[45] del queso suizo ya bien conocido.

---

44 Giberti C, Germinale F, Lillo P, Bottino P, Simonato A, Carmignani G et al. Obstetric and gynecological injuries: treatment and results. Br J Urol. 1996;77:21-26.
45 Reason J. Human error: models and management. BMJ. 2000;320:768–70. doi: 10.1136/bmj.320.7237.768.

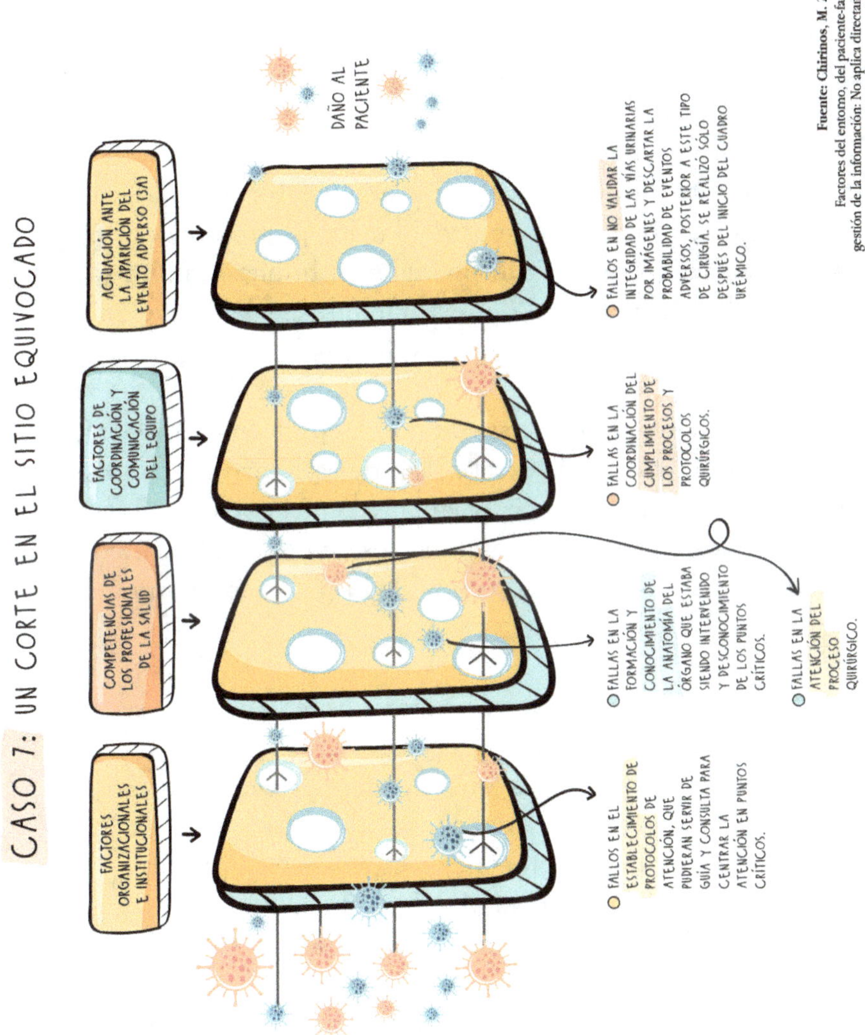

Fuente: Chirinos, M. 2023.
Factores del entorno, del paciente-familia, gestión de la información: No aplica directamente en la ocurrencia de este evento adverso.

Recomendaciones

Como lo he comentado anteriormente, creo y valoro mucho la seguridad y efectividad que aporta el establecimiento y seguimiento de protocolos en una organización. Por se motivo, recomiendo la creación e implementación de protocolos de atención, porque van a servir de guía para centrar la atención y el procedimiento quirúrgico en puntos críticos.

El personal involucrado debe tener el conocimiento claro del protocolo y las competencias profesionales fortalecidas para cirugías de este tipo y, a su vez, validar los puntos críticos previo a la intervención que, según mi criterio, hubiese minimizado la posibilidad de ocurrencia del error con especial atención en la sutura de los uréteres que es el EA del caso.

Para esta situación en específico, el conocimiento del protocolo quirúrgico brinda la posibilidad de resaltar y de conocer los puntos críticos que son más frecuentes en este tipo de intervención. Por ello, te propongo estudiar los cinco puntos críticos más resaltantes para mejorar la gestión de los procesos en un servicio quirúrgico:

- Conocer las etapas o momentos en los que se pueden producir los errores.
- Analizar las causas que pueden provocar estos posibles errores.
- Conocer los efectos que estos posibles errores tendrán en la seguridad del proceso.
- Establecimiento de posibles medidas de contingencia para evitarlos o disminuirlos.
- Propiciar, todos en conjunto, una situación continua de mejoras de la calidad y seguridad del paciente y del equipo de trabajo.

Basado en este caso, mi recomendación es que siempre tengas presentes los posibles riesgos en la realización de un proceso quirúrgico de tal manera que, al reconocerlos y analizarlos con antelación, se puedan evitar. Para ello te propongo siete actividades a realizar para disminuir la posibilidad de errores:

Analizar previamente con el equipo de trabajo el procedimiento quirúrgico a realizar.

- Inferir los puntos críticos del procedimiento a realizar.
- Estar mucho más atento durante el proceso cuando se va a realizar alguna acción en un punto anatómico crítico que previamente se ha identificado.
- Poseer un correcto conocimiento de la anatomía de la zona.
- Tener la experiencia sobre el procedimiento ginecológico, como lo fue en este caso.
- Recordar que se pueden presentar anomalías anatómicas incidentales en los pacientes entre un 5,5% a un 12%.
- Realizar urografía intravenosa previa a la cirugía; es una opción que informará de cualquier desplazamiento o dilatación del uréter.

Por otro lado, revisar y analizar algunas experiencias que defienden la colocación de catéteres ureterales bilaterales antes de la cirugía puede ser ventajoso, pues permitiría identificar y reconocer durante la intervención los uréteres con facilidad, así mismo, en caso de producirse una lesión, esta sería más fácil de identificar, pudiendo repararse en el mismo acto quirúrgico.

Así mismo, la interacción de cada miembro del equipo quirúrgico debe estar coordinada, de esta forma estarán más atentos y trabajarán en consonancia con el objetivo de minimizar riesgos comunes en este tipo de intervención y lograr el objetivo quirúrgico. Por esto, te recomiendo recordar que un equipo de trabajo se conforma con el propósito de que se apoyen, se ayuden y trabajen en conjunto como una maquina bien aceitada. Entre mis planteamientos, también está el revisar la lista de verificación de la seguridad quirúrgica al planificar una cirugía, esta es una herramienta muy útil para mejorar la comunicación entre los miembros del equipo quirúrgico y optimiza su seguridad y la del paciente. Sin embargo, en ciertas situaciones y con ciertos criterios, es comprensible y aceptable salirse del protocolo y dejar la "receta de cocina a un lado". Cuando el protocolo se vuelve rígido, sin la posibilidad de discutirlo o cuestionarlo, se vuelve inutil y obsoleto, por tanto, tienen que evolucionar de acuerdo a, por lo menos, tres situaciones:

- Según las pautas innovadoras de la ciencia.
- De acuerdo las experiencias y destrezas adquiridas.
- De acuerdo al alcance de la atención médica que necesite el paciente.

¿Conces una situación similar? Cuéntame.

Anexo 1

Reconocimiento de riesgos e identificación segura de los pacientes.

La asistencia sanitaria por el nivel de complejidad de sus procesos asistenciales, con la incertidumbre como elemento potenciador del riesgo acompañando a cualquier actividad clínica, comprende un entorno de actividades con múltiples posibilidades de cometer un error y ocasionar un daño sin intención[1].

Los riesgos están relacionados con aspectos del progreso de la medicina que, al plantearlos, te ayudarán a comprender la mejor estrategia para garantizar la seguridad de la práctica clínica y en las instituciones.

El uso de herramientas de análisis de riesgos durante la atención sanitaria es realmente útil, porque el concepto de riesgo asistencial incluye cualquier situación no deseable o factor que contribuye a que se produzca una situación no deseable relacionada con la atención sanitaria recibida.

Los riesgos se observan en las ocho condiciones[2] siguientes:

- Eventos adversos.
- Incidentes.
- Errores.
- Eventos adversos de medicamentos.
- Casi errores.
- Negligencias.
- Accidentes.
- Litigios.

---

1 Hernandez;Alberto. P. Seguridad del paciente y calidad asistencial: un poco de historia. Seguridad del Paciente y Calid Asist. 2009;1(1):15.

2 Aranaz JM; Aibar C; Vitaller J; Mira JJ. Gestión Sanitaria. Calidad y Seguridad de los pacientes. Ediciones Diaz de Santos., editor. FUNDACIÓN MAPFRE; 2008. 271 p.

Por otro lado, los eventos centinela se definen como cualquier evento imprevisto en un entorno de atención médica que resulte en la muerte o lesiones físicas o psicológicas graves a un paciente o pacientes, no relacionado con el curso natural de la enfermedad del individuo.

El suceso centinela o efectos adversos de gran relevancia clínica, tiene cuatro características básicas:

- Son sucesos de aparición infrecuente.
- Son de relevante gravedad.
- Tienen una alta evidencia de ser evitables.
- Requieren una investigación excepcional cuando aparecen.

Los estudiantes, profesionales noveles y los colegas que poseen vasta experiencia están conscientes del progresivo incremento de información científica que se plantea como una avalancha de conocimiento generada desde hace varias décadas hasta el momento, lo que lleva a la creciente implantación de técnicas y tratamientos cada vez más complejos, la diversificación de procesos con un mayor número de procedimientos y esto consolida lo que representa el progreso de la tecnología sanitaria y que ha transformado a la medicina en compleja, efectiva y potencialmente peligrosa[3].

Es fundamental que las instituciones planteen un programa activo y eficiente de gestión de riesgos que garanticen la seguridad del paciente, minimice los riesgos y la ocurrencia de eventos adversos. Se trata de cuáles son los componentes claves en la realización de gestión de riesgos en el cuidado de la salud y qué se sugiere a cualquier institución que quiera evitar la ocurrencia de errores o que ya lo han presentado y quiera gestionar los riesgos para minimizarlos. Este conocimiento te permitirá estar consciente de cuatro aspectos básicos en el ejercicio de la profesión:

---

3 Chandler C. The role and education of doctors in the delivery of healthcare. Lancet. 1999;353:1178–81.

○ Las responsabilidades personales.
○ Las responsabilidades compartidas con la institución donde trabajas.
○ La corresponsabilidad legal.
○ La responsabilidad laboral que la institución tiene contigo y con el paciente.

A continuación te describo ocho responsabilidades compartidas con los entes de salud:

1. Identificar el riesgo:
A través de la observación y la vigilancia de los procesos institucionales se obtiene información para:
○ Identificar el mejor manejo del funcionamiento institucional.
○ Identificar el comportamiento del sector sanitario en general.
○ Identificar a los pacientes, los empleados, los administradores y los pagadores involucrados.
○ Detectar amenazas.
○ Identificar eventos potencialmente compensatorios que puedan generar correcciones institucionales de manera más oportuna.

Estar al conocimiento de esta información te permitirá estar más consciente de la corresponsabilidad en la institución donde trabajas, lo cual te facilitará el desempeño en la práctica clínica y tu seguridad laboral.

2. Cuantificar y priorizar el riesgo.
Una vez identificado los riesgos es vital:
○ Calificar.
○ Clasificar.

- Priorizar los riesgos en función de su probabilidad de ocurrencia e impacto.
- Asignar recursos y tareas en función de esta información.

Para cuantificar y priorizar los riesgos se pueden desarrollar dos instrumentos:

- Las matrices de riesgo.
- Los mapas de calor.

Estos Instrumentos también ayudarán a visualizar los riesgos y promover la comunicación entre los integrantes del sistema sanitario para agilizar la toma de decisiones colaborativas.

Estar en conocimiento de esta información te permitirá trabajar de la mano del médico ocupacional o gestor de salud de la institución en un ambiente más colaborativo, seguro y menos estresante.

3. Investigar y reportar eventos centinela.

Esta es la denominación del caso expuesto actualmente. Cuando ocurre un evento centinela, la respuesta rápida y la investigación exhaustiva es indispensable para abordar los problemas inmediatos de seguridad del paciente y reducir los riesgos futuros.

Durante tu práctica clínica es muy importante identificar, reconocer y reportar el evento centinela para prevenir inconvenientes en el desempeño clínico y laboral, aminorando la gravedad de la situación y amortiguando las posibles consecuencias legales.

4. Realizar informes de cumplimiento.

Es fundamental la realización de informes de cualquier situación durante las actuaciones clínicas/laborales con los pacientes. Todas las actuaciones clínicas deben documentarse, codificarse e informarse oportunamente. Te presento siete situaciones que debes reportar por tu seguridad:

- O Incidentes.
- O Eventos centinela.
- O Errores de medicación.
- O La cirugía en el lugar.
- O El paciente equivocado.
- O El mal funcionamiento de los dispositivos médicos.
- O Las lesiones personales en el lugar de trabajo.

Para ti es muy importante este conocimiento, pues te da mayor seguridad de la gestión de la seguridad laboral y de la seguridad en la atención de los pacientes.

5. Aprender de los casi accidentes y buenas capturas.

Cuando se evitan errores o eventos adversos debido a la suerte o la intervención oportuna, ocurre lo que se denomina "casi accidentes" y "buenas capturas". Estas son a menudo la mejor manera de identificar y prevenir el riesgo que aparentemente está invisible.

Todos los proveedores de atención médica deben desarrollar una cultura que fomente su notificación para que se puedan instituir medidas de prevención y mejores prácticas.

Tener conocimiento para identificar y reportar las "buenas capturas" te permitirá minimizar los riesgos en la práctica asistencial para ti, tus compañeros y tus pacientes.

6. Descubrir fallas latentes.

Las fallas latentes tiene ciertas características:

- O A menudo se ocultan.
- O Solo se descubren a través del análisis y el examen crítico.
- O Son poco evidentes.
- O Para detectarlas es necesario evaluar los detalles y cada paso del proceso.
- O Tener este conocimiento te permitirá trabajar en un ambiente laboral más seguro, para tí, los com-

pañeros y pacientes. Te invito a consultar los conceptos en este material de la OMS tan útil.

7. Implementar modelos de análisis probados para la investigación de incidentes.

Los modelos para analizar incidentes se utilizan en tres procesos:
- Comprensión de las fallas latentes y sus causas.
- Determinación de las relaciones entre los riesgos.
- Mejoramiento de la eficacia y eficiencia de la gestión de riesgos.

Por ejemplo, la falta de personal y la fatiga a menudo conducen a errores médicos; por ello, la aplicación de dos modelos de análisis de incidentes bien establecidos y utilizados en la gestión de riesgos sanitarios es importante, como son:
- El modelo Sharp and Blunt End, AMFE o análisis de efectos y modos de fallas.
- El modelo análisis de causa raíz, que se implementa e involucra marcos detallados para ayudar a descubrir las causas y los efectos de los errores médicos.

Todas estas herramientas son aplicadas por el gestor de riesgos de la institución en dos tipos de programación, según la temporalidad de la ocurrencia del evento adverso:
- Como un plan a posteriori.
- Como un plan de la gerencia de riesgos a priori.

Es muy importante conocer que la institución donde trabajas cuente con un gestor de riesgos sanitarios al que puedas recurrir para informarte o reportar incidentes sobre la seguridad del paciente, pero jamás olvides seguir siempre la cadena de mandos institucionales.

8. Educar a los profesionales de la salud sobre los riesgos asistenciales, cómo abordarlos y cómo prevenirlos.

La educación del personal sanitario, posterior a la ocurrencia del evento adverso o de los incidentes, es parte de la gestión sanitaria institucional para minimizar los riesgos y la ocurrencia de errores que ocasionan daños a los usuarios y demás integrantes del sistema.

Luego de la aplicación del análisis que se tenga previsto sobre el incidente, la implementación de medidas es fundamental para el proceso asistencial, sus integrantes y la gerencia. Conocer que las autoridades de la institución donde trabajas son responsables de la educación continúa sobre los riesgos inherentes al desempeño clínico-intrainstitucional es muy importante, pues te hace consciente de la corresponsabilidad laboral de las autoridades y tu persona.

Para esto se requiere una estructura que debe ser planteada en el plan de gestión y se establecen las bases para una cultura de seguridad del paciente y de todo el personal que convive en la institución sanitaria. En este caso, se presentó el fallo en la identificación de las pacientes por la ausencia de instrumentos de identificación eficientes, como brazaletes de identificación. Esta situación de falla en la identificación se observó en todo el personal asistencial involucrado. No confirmaron la identidad de las pacientes con los familiares, con un documento de identidad o preguntando a la propia paciente.

Para profundizar en esto, te invito a leer una adaptación de las buenas prácticas[4] en materia de identificación del paciente del Instituto de investigación de atención de emergencias (ECRI), que hace recomendaciones para garantizar la identificación correcta de los pacientes y algunas prácticas que desaconseja, ya que podrían opacar la transparencia del proceso institucional.

---

4 Chirinos M. La seguridad del paciente, ante todo. Universidad del Zulia., editor. Haciendo ciencia, construimos Futuro. 2019;9(2).

✅	❌
Desarrollar un protocolo institucional sobre identificación inequívoca del paciente.	Establecer el método de identificación institucional, pero sin protocolo ni pautas establecidas y sin difusión de la información .
Uso de una pulsera o brazalete de identificación que contenga mínimo tres de los siguientes datos identificadores y 2 obligatorios: ○ Nombres y apellidos (completo y obligatorio). ○ Fecha de nacimiento (obligatorio). ○ N° de historia clínica. ○ Número de Identificación personal nacional.	Evitar el uso de número de habitación, número de cama, nombre de la habitación o el diagnóstico, según sea el caso (son indicativos deshumanizadoras que pueden modificarse durante la estancia del paciente en la institución).
Los datos identificadores deben estar preferiblemente impresos en el brazalete, para evitar confusiones por legibilidad de la letra.	Evitar escritura de los datos identificadores a mano y con lápices, bolígrafos, tizas o marcadores.
Validación repetida de forma verbal de los datos identificativos del paciente en cada momento o intervención clínica al paciente. Confirmar al menos dos datos identificadores.	Asumir que ya se ha hecho la validación en otras oportunidades y dejar de repetirlo.

Preguntar de forma directa al paciente o familiar los datos identificadores de la siguiente forma: ¿cuál es su nombre?, ¿cómo se llama?, ¿cuál es su fecha de nacimiento?	Preguntar al paciente…¿Es usted el Sr. o la Sra. XXX? ¿Su nombre es XXX? De esta forma se identifica a priori a la persona, en lugar de que sea el paciente quien se identifique.
Establecer un protocolo de identificación en pacientes con discapacidades o dificultades del lenguaje, audición o visión. Se debe garantizar la identificación correcta que señale en el brazalete la discapacidad.	Evitar la aplicación del mismo protocolo para todo tipo de pacientes.
Establecer en el protocolo medidas adicionales cuando se presenten en la misma unidad dos personas con nombres similares.	Colocar juntos a dos pacientes con nombres o apellidos similares.
Establecer protocolo de identificación en pacientes pediátricos, geriátricos y psiquiátricos o en estado de inconsciencia.	Evitar atender o llevar dos o más etiquetas o brazaletes impresos al mismo tiempo de pacientes diferentes.

Adaptación: Chirinos, M. 2023.

Es elemental que las instituciones asuman esta práctica como un compromiso con el paciente y la calidad asistencial.

Anexo 2

Establecimiento de una cultura de calidad y seguridad del paciente en los centros de salud

La ausencia de una cultura de calidad y seguridad del paciente trae repercusiones importantes como el aumento de incidencias de procesos inseguros, por este motivo, el objetivo siempre será fomentarla en las instituciones sanitarias.

Quizás pienses que esta recomendación no está a tu alcance; sin embargo, es importante que sepas su impacto y relevancia. Inicialmente, se desarrolla desde un compromiso de la gerencia de la institución y emerge a nivel estratégico desde los directores y un grupo de personas capacitadas en gerencia de calidad. Luego, continúa el recorrido a los diferentes niveles: planificación, operativo y control. De esta forma, los lineamientos acordados y aprobados en esas instancias gerenciales se transmitirán al personal mediante estrategias de "contagio" que se se diseminan e impulsan de forma descendente hasta el nivel operativo, a todos los integrantes de la institución. Es así como se inicia la creación de una cultura de calidad de servicio de atención segura a los pacientes.

Esta cultura se presenta como una filosofía y forma de actuar en el ámbito institucional, alineada con los conceptos y los planteamientos de la calidad en los servicios de salud, que ya he mencionado en los casos anteriores.

El uso de protocolos de atención son parte de los elementos que se utilizan para el desarrollo de la cultura de atención con calidad y seguridad a los pacientes. Estos son instrumentos de información para optimizar la atención de pacientes y la organización debe propiciar y exigir en la práctica profesional su uso en todos sus niveles.

¿Cómo se benefician las instituciones con el uso de protocolos? Las instituciones se benefician de ocho maneras prácticas que te explico a continuación:

- Contribuyen al desarrollo del método clínico tomando un nivel seguro y de calidad en los procesos asistenciales.
- Minimizan la incidencia y prevalencia de errores.
- Disminuye la probabilidad de diluir las responsabilidades.
- Disminuyen la variabilidad de la práctica clínica entre profesionales de una misma institución o sistema sanitario.
- Sirven para controlar los procesos de ingreso, cuidado y atención de los pacientes.
- Son una herramienta efectiva para la supervisión y control del uso y/o administración de insumos médicos.
- Su uso permite la sistematización de la evidencia clínica reciente para que esté disponible en todo momento.
- Crea un clima de confianza en el paciente por el desenvolvimiento organizado y sistematizado de los profesionales sanitarios que lo asisten y, en consecuencia, en el sistema de salud y sus procesos asistenciales en general.

Para facilitar este emprendimiento te informo que los protocolos constan de cuatro características básicas:

- Son el producto de un consenso de una situación clínica que se documenta y se organiza en un archivo digital de fácil acceso para poder consultarlo.
- Es información que facilita la toma de decisiones.
- Tienen carácter flexible, pues posibilita la libertad de los profesionales sanitarios.
- Deben cumplir requisitos de calidad y debe ser actualizado cada cierto tiempo.

Otro aspecto importante de resaltar, como parte de los elementos que se utilizan para el desarrollo de la cultura de calidad y seguridad en la atención de los pacientes, es la humanización de la atención en los centros de salud. Es muy diferente y distante atender enfermedades, centrarse en ellas y en su manejo, que es lo que usualmente se hace, se ataca la enfermedad. Esto puede ser efectivo como un objetivo parcial, pero se deja atrás cómo impactan esas decisiones sobre la humanidad del paciente. De allí la importancia de humanizar la atención sanitaria, lo cual se logra a través de:

- La focalización de las acciones del personal sanitario en la atención a la persona, reconociendo la individualidad del paciente.
- El respeto de los derechos humanos del solicitante del servicio sanitario.
- La atención al usuario con calidez y respeto individual, haciendo más empática la relación entre el usuario y el personal durante los procesos de atención sanitaria.
- La participación de todo el personal sanitario en la atención, información, educación y explicación que requiera el paciente o el usuario.

Las instituciones sanitarias que practican la atención centrada en las persona se enfocan en cuatro aspectos:

- El personal necesita preguntar y preguntarse: ¿qué necesita el paciente?, ¿cómo lo necesita?
- El personal se enfoca en ser empático con el usuario y buscar que se sienta lo mejor posible dentro del proceso de enfermedad que cursa.
- El personal se enfoca en lo que siente el paciente: ¿cómo se siente?, ¿por qué llora tanto?, ¿cuál es el motivo de su queja? En esas preguntas se conjuga la atención humanizada con el proceso de enfermedad que padece el individuo.
- Las acciones del personal están alineadas con la visión de bienestar del paciente.

Te preguntas: ¿cómo puedo centrar mis decisiones y acciones en el paciente? Mi respuesta viene con ocho pasos para lograrlo:

- Cuando asistas a un paciente, toma en cuenta la perspectiva biopsicosocial del mismo.
- Conoce más sobre el paciente: ocupación, profesión, gustos, entre otros aspectos, a través de una conversación con él.
- Atiende al paciente con empatía y desde su perspectiva de la vida.
- No te encasilles en sólo el proceso de enfermedad como causante de todas las molestias.
- No descalifiques la queja del paciente.
- Acércate al paciente, observa y preguntarle: ¿qué siente?, ¿cree usted que hay algo más en que lo pueda ayudar?
- Genera confort mientras el paciente se encuentra en la institución de salud, como si estuviera en un hotel cinco estrellas, ese es el plus de la atención.

Ten claro que todo el confort no depende sólo de tí, sino también de otros factores en el proceso de enfermedad. Por tanto, hay que hacer lo mejor por ese paciente.

Cuando se humaniza la atención clínica,
pienso que estoy atendiendo y entendiendo al paciente como una personalidad única, en circunstancias y contextos únicos.

Una última dimensión de la atención centrada en el paciente es compartir el poder de decisión y la responsabilidad. Ahora describo seis conductas que los profesionales de la salud llevan a cabo para compartir el poder y la responsabilidad que te pueden orientar en este ámbito:

- No imponemos los criterios.
- Compartimos información adaptada al paciente.
- Consultamos la información con el paciente.
- Juntos tomamos las decisiones como un equipo.
- El paciente tiene tu mismo derecho de estar informado, esa es la verdad.
- Asúmelo, los profesionales de la salud sólo somos vehículos para lograr el bienestar del paciente.

Hay que tomar en cuenta que hoy día los pacientes se han empoderado, porque investigan sobre su enfermedad y plantean sus conocimientos ante el médico o el profesional de la salud y tú debes darle cabida a esa postura de poder con una sana discusión, siempre en el papel de guía y facilitador de información desde su esfera biopsicosocial. Bajo esta perspectiva, es necesario proveer al paciente de información adaptada que pueda entender y así lograr entrar en el mundo de la información técnica médica que le provea explicaciones de lo que afecta su cuerpo y su mente. Ahora, te puedes preguntar: ¿cómo lo puedo hacer?, ¿cómo lo logró? Te describo a continuación seis conductas que pueden ayudarte a proveer información a los pacientes:

- Asume la posición de educador y guía.
- Provee folletos.
- Facilita direcciones de páginas web que expliquen la enfermedad desde un conocimiento adaptado para pacientes.
- Crea una relación bilateral, adaptando la información que facilitas; de esa manera se minimizan los errores.
- Guía al paciente para que se adueñe de la información.
- Cuando involucras al paciente se vuelve más atento y él te colabora a detectar situaciones de riesgo. En consecuencia, el paciente se vuelve tu activo colaborador y tú te conviertes en facilitador del proceso de atención.

Es necesario recordar que el paciente y los familiares tienen derecho a conocer todo lo que le acontece y a ser educados como dice la carta europea de los derechos de los pacientes. Por lo tanto, al realizar procesos sobre el cuerpo de una persona durante la atención clínica, esta información es procesada por todos los profesionales de la salud que intervienen y es catalogada como propiedad intelectual para generar actualización de información científica. Sin embargo, no hay que olvidar que una vez establecida la información en la historia clínica, también le pertenece al paciente y en tal sentido tiene el derecho a esa información y es deber del equipo clínico transmitir estos conocimientos al paciente de tal forma de que lo entiendan.

Finalmente recuerda:
"Primero, las necesidades del paciente".
"Nada sobre mí, sin mí", dice el paciente".
"Cada paciente es único".
"El médico no es dueño del poder de decisión, ni de sanar al paciente".

Anexo 3

Consentimiento informado

Producto de los cambios en la tecnología, ciencia y el acceso masivo a la información, la relación médico-paciente se ha modificado. Pasó de ser paternalista y vertical en la que el enfermo de forma pasiva solo obedecía las indicaciones que el médico le proveía, porque él era el dueño del conocimiento, a una relación horizontal activa y participativa del paciente, en la cual este investiga, opina, asume y decide sobre las indicaciones establecidas por el profesional sanitario, basada en el conocimiento que posee y valorando los beneficios e intereses de la persona atendida[1]. De tal forma, entra en el proceso asistencial sanitario el uso del consentimiento informado como documento probatorio de la transferencia de información entre ambos. El buen uso del consentimiento informado comunica al paciente todas las actuaciones sanitarias y el derecho que tiene a decidir libremente, después de haber recibido la información adecuada.

Para disminuir riesgos en el sistema sanitario es necesario asumir como cultura de calidad en la atención médica asistencial, la aplicación del consentimiento informado que es el proceso en el que el proveedor de atención médica, es decir el médico, educa a un paciente sobre los riesgos, beneficios y alternativas de un procedimiento o intervención determinados.

El paciente dentro de sus capacidades debe ser competente para tomar una decisión voluntaria sobre si someterse al procedimiento o intervención, basado en la premisa de que el paciente

---

1 Gardiner R. The transition from 'informed patient' care to 'patient informed' care. Stud Health Technol Inform. 2008;137:241-56. PMID: 18560085

tiene derecho a dirigir lo que le sucede a su cuerpo[2]. Cuando el paciente otorga el consentimiento informado está implícita una evaluación de la capacidad de comprensión del paciente.

El uso y aplicación del consentimiento informado es de gran importancia, así lo considero, pues es una obligación ética y legal de los médicos y otros profesionales de la salud en todos los países. A mi criterio, constituye una práctica fundamentalmente segura tanto para el paciente como para el profesional de salud, como barrera ante la posibilidad de litigios. Como ejemplos del consentimiento informado anexo informe de procedimiento de amigdalectomía/cirugía de corrección del conducto arterioso persistente[3].

Para que el paciente pueda tomar una decisión responsable, el consentimiento informado tiene cinco características:

Es una responsabilidad ineludible en la relación equipo médico-paciente y está orientada bajo una perspectiva ética y legal.

La presentación de información debe ser en un lenguaje comprensible que explique el diagnóstico, evolución clínica y tratamientos recomendados.

Debe incluir las terapias alternativas.

Durante el proceso el paciente o los familiares deben tener la oportunidad de hacer preguntas sobre la afección y sobre la necesidad de recibir tratamientos.

El paciente y/o su representante debe decidir de manera libre y sin coacción.

---

2 Shap P, Thornton I, Turrin D et al. Informed Consent. StatPearls Publishing.; 2020.
3 Kohn LT, Corrigan JM, Donaldson MS. To Err is Human. To Err Is Human: Building a Safer Health System. 2000.

Aquellos que estamos de una manera u otra vinculados con los **casos de responsabilidad profesional**, creo que coincidiremos en un aspecto: detrás de una reclamación casi siempre se encuentra un deterioro de la relación humana médico-paciente.

M. Criado

Ocurrió el evento adverso…
¿Y ahora qué?

El establecimiento de una relación entre profesionales sanitarios y pacientes resulta una de las tareas más espinosas cuando se han producido complicaciones o efectos adversos, más si hablamos de entablar una comunicación honesta, clara y abierta. Este tipo de interacción es lo más cercano al llamado open disclosure citado en publicaciones anglosajonas, que se muestra como un factor contribuyente para evitar la desconfianza en los profesionales, posteriores reclamaciones y litigios.

Es difícil proporcionar normas para actuar ante un suceso adverso dada la diversidad de situaciones, pero siempre hay maneras comunes o generales que te permitirán afrontarlos y rescatar el conocimiento que todo error puede dejarte, basado siempre en una comunicación asertiva. Es difícil, más si se trata de un EA de gravedad; entran variables como el temor al desprestigio, a las demandas judiciales que puedan darse, a la atención negativa de los medios de comunicación y la falta de apoyo institucional; pero debes tener presente que el imperativo ético de informar a los pacientes sobre los sucesos adversos está sobre todas las cosas y, por ello, me gustaría obsequiarte los siguientes consejos finales que espero sean de utilidad para tí en cualquier momento de tu carrera:

- Preparate la conversación, revisando los hechos y la documentación disponible con detalle.
- Considera aspectos personales del paciente tales como: nivel educativo, diversidad cultural, capacidad de comprensión del paciente y sus familiares sobre el tema, así como también, su estado de ánimo.

- La información debe facilitarse en un lugar tranquilo dónde el paciente y su familia puedan reaccionar y tú puedas responder adecuadamente y sin interrupciones.

- El personal sanitario debe ser honesto y claro sobre el incidente. La falta de explicación y disculpa apropiada puede ser el motivo para iniciar una reclamación o litigio.

- Habla con el paciente y su familia tan pronto como sea posible. Céntrate en los hechos y no en el ¿cómo? o ¿por qué? Estos aspectos requieren un análisis más detallado sobre los que te deberás ir informando posteriormente.

- Se claro y procura hacerte entender. La finalidad del diálogo es transmitir lo que ha ocurrido de la mejor forma posible y para ello es necesario evitar el lenguaje excesivamente especializado. No sé trata de simplificar en exceso, sino usar palabras que sean entendibles para los pacientes y mantener una actitud corporal respetuosa.

- Discúlpate y evita el impulso de responsabilizar a otros profesionales de lo sucedido.

- Espera en silencio la reacción del paciente y su familia. Dales tiempo para asumir lo ocurrido y que formulen preguntas.

- Considera la posibilidad de mantener una reunión posterior. Algunos pacientes sólo pueden o quieren hablar después de haber superado la crisis inicial.

- Reconoce y acepta la reacción inicial del paciente. La reacción inicial más común es una mezcla de rechazo, enfado, resignación, temor y pérdida de confianza.

- No convierta la conversación en un monólogo, anímalos a que manifiesten sus dudas y aclararlas completamente. Escucha a los pacientes y a sus familiares.

- Asegúrate de que vas a prestar toda la atención y a

utilizar todos los recursos necesarios para mitigar las consecuencias y evitar que vuelva a ocurrir.

- Finaliza manifestando tu agradecimiento por la atención recibida; destaca los aspectos claves y manifiesta tu apoyo y completa disposición para contestar cualquier pregunta que puedan tener en ese momento o en cualquier otro.
- Redacta un documento que resuma lo hablado, puede ser de gran ayuda en reuniones posteriores.

De cualquier manera, quiero señalar que siempre es mejor una conducta anticipatoria y abierta frente a los problemas en lugar de una conducta reactiva y de ocultación de fallos y errores. Es preferible siempre abordar las medidas organizativas más oportunas para cada caso y prever la existencia de un litigio en el que el asesoramiento legal será trascendental. Un examen de los litigios relacionados con errores, incidentes y efectos adversos permite comprobar que suelen esconder más problemas de relación inadecuada entre pacientes y personal sanitario que efectos adversos en sí.

Un EA representa una carga muy pesada para cualquier profesional de la salud, pues se ve forzado a enfrentarse al juicio del público, cuyo veredicto casi siempre será: culpable. Todo esto genera vergüenza, pérdida de autoestima, culpabilización, angustia y depresión, sobre todo en profesionales de talante autocrítico y más jóvenes que, en consecuencia, algunas veces, escogen cambiar de especialidad o incluso abandonar la profesión que tanto amaban, convirtiéndose en una segunda víctima.

Somos humanos y todos estamos propensos a cometer errores. Ten eso presente a la hora de emitir un juicio o enfrentarte a uno; en este último caso lo único que puedo sugerirte es que no desestimes la ayuda que puedes recibir de un psicólogo.

Por último, ya viste que las habilidades de comunicación e interpretación legal son importantes y deberían formar parte de la base de cualquier profesional de la salud, pero si no es parte de la tuya, tu tarea al finalizar este libro es apuntarte en este tipo de cursos que sumarán mucho a tu carrera profesional. Esto, junto con la formación en cuanto a la mitigación de errores y efectos adversos, te ayudarán también en la implementación de una cultura abierta sobre la comunicación de los riesgos laborales en el ámbito clínico, convirtiéndote en el líder que espero que seas en el futuro; sólo así, se podrán hablar de forma habitual sobre errores y problemas que se vivieron en el pasado y cómo los gestionaron para dibujar un mejor mañana.

Ese es el cambio del cual espero tú seas parte.

BIBLIOGRAFÍA

Introducción

Ley del Ejercicio de la Medicina en Venezuela. Ministerio del Poder Popular para la Salud. Ley del ejercicio de la Medicina en Venezuela. Venezuela; 1982 p. 3.

Afectados. https://www.elsevier.es/es-revista-revista-calidad-asistencial-256-articulo-las-segundas-victimas-los-incidentes-S1134282X1630032X

Consecuencias. https://www.ncbi.nlm.nih.gov/pmc/articles/PMC6877805/

Denham, C. Trust: The 5 Rights of the Second Victim. http://hospitalrx.com/pdf/Denham_Trust_The-Five-Rights-of-2nd-Victim_JPS_2007June3(2)pp107-119_LTR.pdf

Chirinos M. La seguridad del paciente, ante todo. In: Universidad del Zulia., editor. Haciendo ciencia, construimos futuro. Ediciones Astro Data S.A; 2AD.

Kohn LT, Corrigan JM, Donaldson MS. To Err Is Human: Building a Safer Health System. 2000.
World Health Organization (WHO). 10 datos sobre la seguridad del paciente. [Internet]. 2019 [cited 2021 Feb 22]. Available from: https://www.who.int/features/factfiles/patient_safety/es/

Chirinos M, Orrego C, Montoya C, Suñol R. Prevalence and nature of adverse events in hospitals in Venezuela. Invest Clin. 2019;60(4):296–309.

Reason J. Human error: models and management. BMJ. 2000 Mar 18;320(7237):768-70. doi: 10.1136/bmj.320.7237.768. PMID: 10720363; PMCID: PMC1117770

Capítulo 1

Reason J. Human error: models and management. BMJ. 2000 Mar 18;320(7237):768-70. doi: 10.1136/bmj.320.7237.768. PMID: 10720363; PMCID: PMC1117770

Reason J. Human error: models and management. BMJ. 2000;320:768–70. doi: 10.1136/bmj.320.7237.768.

Reason J. Human error: models and management. BMJ. 2000;320:768–70. doi: 10.1136/bmj.320.7237.768.

Chirinos M. La seguridad del paciente, ante todo. Universidad del Zulia., editor. Haciendo ciencia, construimos futuro. 2019;9(2).

Conducto arterioso persistente https://medlineplus.gov/spanish/ency/article/001560.htm

Amigdalitis http://medlineplus.gov/spanish/ency/article/000639.html

Verificación http://www.fadq.org/Portals/0/SeguridadAt/Alerta%201%20Identificaci%C3%B

Identidad del paciente https://www.ecri.org/Resources/White-papers_and_reports/PSO%20Deep%20Dives/Deep%20Dive_PT_ID_2016_exec%20summary.pdf

Capítulo 2

Año rural. https://tugacetaoficial.com/leyes/ley-de-reforma-de-la-ley-de-ejercicio-de-la-medicina-2011-gaceta-39823-2011-texto/

DIU de cobre. https://www.mayoclinic.org/es-es/tests-procedures/paragard/about/pac-20391270

Periodo expulsivo. https://www.elpartoesnuestro.es/informacion/4-periodo-de-expulsivo

Maniobra de Kristeller. https://www.salud.mapfre.es/salud-familiar/mujer/el-parto/maniobra-de-kristeller/

Planificación y Administración de Hospitales. Llewelyn-Davies. H.M.C. Macaulay. Organización Panamericana de la Salud. 1969.

Aranaz JM; Aibar C; Vitaller J; Mira JJ. Gestión Sanitaria. Calidad y Seguridad de los pacientes. Ediciones Diaz de Santos., editor. FUNDACIÓN MAPFRE; 2008. 271 p.

Pinard. https://www.cochrane.org/es/CD008680/PREG_cual-es-la-forma-mas-efectiva-de-escuchar-el-corazon-del-feto-de-forma-intermitente-durante-el
Maniobra de Kristeller. http://scielo.sld.cu/scielo.php?script=sci_arttext&pid=S0138-600X2019000200004

Video animado de la aplicación de la maniobra de Kristeller. https://www.youtube.com/watch?v=f1_pTrxcTDE

Reason J. Human error: models and management. BMJ. 2000;320:768–70. doi: 10.1136/bmj.320.7237.768.

Las segundas víctimas. https://www.elsevier.es/es-revista-revista-calidad-asistencial-256-articulo-las-segundas-victimas-incidentes-seguridad-S1134282X1630032X

Alvárez Heredia F. Calidad y Auditoría en Salud. Primera. Bogotá: Ecoediciones; 2003. 121–126 p

Capítulo 3

Hallazgos anormales en la exploración del tórax. https://www.semiologiaclinica.com/index.php/articlecontainer/examenfisico/204-hallazgos-anormales-en-la-exploracion-del-torax

Derrame pleural. https://medlineplus.gov/spanish/ency/article/000086.htm

Tubo de tórax. https://medlineplus.gov/spanish/ency/article/002947.htm

Video de drenaje de tórax con sistema de tres cámaras. https://www.youtube.com/watch?v=wmp6Z7kb6oM

Reglamento de las residencias asistenciales programadas en Venezuela. https://insalud.gob.ve/?wpfb_dl=135

Cuidados del drenaje pleural. https://www.youtube.com/watch?v=5jU842PiFW0

Video de toracotomía. https://www.youtube.com/watch?v=-qAnqeg0zHg

Enfisema pulmonar. https://www.mayoclinic.org/es-es/diseases-conditions/emphysema/symptoms-causes/syc-20355555

Error humano en la seguridad del paciente. https://www.
elsevier.es/es-revista-educacion-medica-71-articulo-error-huma-
no-seguridad-del-paciente-S1575181317301651

Trabajo en equipo. https://www.scielo.cl/scielo.php?script=sci_
arttext&pid=S0717-95532021000100402

Derrame pleural no paraneumónico. https://www.aeped.es/
sites/default/files/documentos/13_derrame_pleural.pdf

Patología pleural. https://www.pediatriaintegral.es/publica-
cion-2021-01/patologia-pleural-derrame-neumotorax-y-neumo-
mediastino/

Toracocentésis y drenaje pleural. https://www.elsevier.es/es-re-
vista-anales-pediatria-continuada-51-pdf-S1696281803716084

Seguridad del paciente. https://www.who.int/es/news-room/
fact-sheets/detail/patient-safety
Reglamento de las residencias asistenciales programadas en
Venezuela.

Carayon, P., & Wood, K. E. (2010a). Patient Safety: The Role
of Human Factors and Systems Engineering. Studies in Health
Technology and Informatics,153, 23–46.

Código de deontología médica. https://docs.venezuela.justia.
com/federales/codigos/codigo-de-deontologia-medica.pdf#:~:-
text=El%20presente%20C%C3%B3digo%20establece%20
como%20un%20deber%20de,Universidad%20Central%20
el%2014%20de%20febrero%20de%201984

Chirinos, M. La seguridad del paciente, ante todo. Universidad
del Zulia. Editor. Haciendo ciencia, Construimos Futuro. 2019;
9(2).

Haciendo ciencia, construimos futuro. Revista científica de La Universidad del Zulia. https://produccioncientificaluz.org/index.php/redieluz/article/view/32175/33403

Cómo comunicar malas noticias en la práctica médica. https://www.elsevier.es/es-revista-atencion-familiar-223-pdf-S1405887116300608

Ramírez-Ibáñez MT, Ramírez-de la Roche OF. Cómo comunicar malas noticias en la práctica médica. Aten Fam. 2015;22(4):95–96

Sistema de notificación de eventos adversos en Estados Unidos. https://www.cdc.gov/vaccinesafety/pdf/VAERS-2-Final-Script-ESPANOL-508.pdf

Sistema de notificación de eventos adversos en España. https://sinasp.es/

Sistema para reportar eventos adversos a las vacunas en Estados Unidos. https://vaers.hhs.gov/indexSpanish.html

Artículo sobre los sistemas de registro y notificación de eventos adversos y de incidentes. https://www.elsevier.es/es-revista-revista-calidad-asistencial-256-pdf-13075840

Capítulo 4

¿Qué es y cómo hacer un protocolo de atención al paciente? https://clinic-cloud.com/blog/que-es-y-como-hacer-un-protocolo-de-atencion-al-paciente/

Protocolos clínicos: ¿Cómo se construyen? https://www.elsevier.es/es-revista-atencion-primaria-27-articulo-protocolos-clinicos-como-se-construyen-14307

Estudio IBEAS. https://paho.org/%3EINFO...PDFestudio

Estudio Nacional sobre los eventos adversos ligados a la hospitalización en España. https://seguridaddelpaciente.sanidad.gob.es/proyectos/financiacionEstudios/estudiosEpidemiologicos/docs/ENEAS.pdf

Cultura de la seguridad del paciente en la atención sanitaria. https://scielo.isciii.es/scielo.php?script=sci_arttext&pid=S1695-61412014000100017#:~:text=En%20las%20instituciones%20de%20salud%2C%20la%20cultura%20de,redise%C3%B1o%20de%20los%20procesos%20para%20evitar%20nuevos%20incidentes

Aimvein. https://aimvein.com/

Evaluación y gestión de accidentes intra-arterial. https://www.walshmedicalmedia.com/open-access/evaluation--management-of-accidental-intraarterial-injection-in-the-antecubital-fossa.pdf#:~:text=Accidental%20intra-arterial%20injection%2C%20whether%20being%20self-%20administered%20or,revealed%20in%201%3A3500-1%3A56000%20patients%20visiting%20the%20emergency%20department
En inglés
Convención sobre los derechos del niño. https://www.un.org/es/events/childrenday/pdf/derechos.pdf

Carta europea de los derechos de los pacientes. https://forodepacientes.org/wp-content/uploads/2022/04/Carta-Europea-de-los-Derechos-de-los-Pacientes.pdf#:~:text=Es%20la%20base%20de%20la%20declaraci%C3%B3n%20de%20los,el%20derecho%20a%20reclamar%20y%20a%20recibir%20compensaci%C3%B3n

Capítulo 5

Manejo de la preeclampsia. https://www.youtube.com/watch?-v=uNViArjvkWY

Preeclampsia: *7 síntomas*. https://www.youtube.com/watch?-v=UVjZItybNBI&t=34s

Preeclampsia. https://www.mayoclinic.org/es-es/diseases-conditions/preeclampsia/symptoms-causes/syc-20355745#:~:text=Hipertensi%C3%B3n

¿Qué es el plasma? https://donarsang.gencat.cat/es/donacion-plasma/que-es/

Evita el Sida, Periodo Ventana. https://www.youtube.com/watch?v=54cYspO5IJo&t=24s

La bioética y sus principios. http://ve.scielo.org/scielo.php?script=sci_arttext&pid=S0001-63652009000200029

Declaración Universal sobre Bioética y Derechos Humanos. https://es.unesco.org/about-us/legal-affairs/declaracion-universal-bioetica-y-derechos-humanos
Consentimiento informado. http://clinicalmonster.com/wp-content/uploads/2019/07/B3_Informed_consent_for_transfusion-Spanish.pdf

Ejemplos de formatos de Consentimiento informado. http://clinicalmonster.com/wp-content/uploads/2019/07/B3_Informed_consent_for_transfusion-Spanish.pdf

Aspectos generales de la transfusión de sangre y sus complicaciones. https://docs.bvsalud.org/biblioref/2019/06/998918/rc_01.pdf

Enfermedades infecciosas transmitidas por transfusión. https://www.medigraphic.com/pdfs/gaceta/gm-2014/gm141j.pdf

Ley Orgánica de la Salud de Venezuela. https://docs.venezuela.justia.com/estatales/apure/leyes/ley-64-dec-22-2006.pdf

Infecciones transmitidas por transfusión. https://www.youtube.com/watch?v=KqATyKNCXL8

Sangre segura para todos. https://www.youtube.com/watch?-v=Ao1FFK-4SN0

Capítulo 6

Sistema de distribución de medicamentos por dosis unitarias. https://www.sefh.es/bibliotecavirtual/ops/sdmdu.pdf

Enfoque de sistemas. https://psnet.ahrq.gov/primers/primer/21

Verificación de la seguridad quirúrgica. https://apps.who.int/iris/bitstream/handle/10665/44233/9789243598598_spa_Checklist.pdf;sequence=2
Seguridad clínica de los pacientes durante la hospitalización en pediatría. http://dx.doi.org/10.1016/j.cali.2011.09.003 En inglés.

La seguridad de la atención pediátrica hospitalaria: prevención de errores médicos y lesiones en niños hospitalizados. http://dx.doi.org/10.1016/j.pcl.2005.05.001 En inglés.

Incidencia de eventos adversos y errores médicos en pediatría. http://dx.doi.org/10.1016/j.pcl.2006.09.011 En inglés.

Recomendaciones para la atención preventiva de la salud pediátrica en 2019. https://publications.aap.org/pediatrics/article/143/3/e20183971/37252/2019-Recommendations-for-Preventive-Pediatric?searchresult=1

Capítulo 7

Histerectomía ¿parcial, total o radical? https://muysaludable.sanitas.es/salud/histerectomia-parcial-total-o-radical/ En inglés.

Importancia de la cistoscopia para asegurar la indemnidad de los uréteres después de cirugía vaginal. https://www.scielo.cl/scielo.php?script=sci_arttext&pid=S0717-75262007000500006

Ligadura yatrógena ureteral resuelta vía endoscópica. https://scielo.isciii.es/scielo.php?script=sci_arttext&pid=S0210-48062006000900016

Lesiones ureterales obstétricas y ginecológicas: tratamiento y resultados. https://bjui-journals.onlinelibrary.wiley.com/doi/abs/10.1046/j.1464-410X.1996.08014.x En inglés.

Manual de aplicación de la lista OMS de verificación de la seguridad de la cirugía, 2009. https://apps.who.int/iris/bitstream/handle/10665/44233/9789243598598_spa.pdf?sequence=1